ビハーラ往生のすすめ

悲しみからのメッセージ

田代俊孝

法藏館

ビハーラ往生とは

仏教を学ぶことによって生老病死の苦を超え、患者や家族が互いに支えあっていく活動をビハーラ活動と呼びます。

そして、その活動の中で、ご縁を得て念仏によって救われていくことを特に、「ビハーラ往生」と名づけました。でも、決してビハーラ往生という特別な往生があるのではありません。

仏の大きな願いに生かされていることに目覚め、それによって生も死もすべてを引き受けていける身に私たち自身が転じられ、心の安らぎと帰るべき世界を見出していくことです。

死そして生を考える研究会

ビハーラ往生のすすめ　悲しみからのメッセージ＊目次

I　悲しみからのメッセージ

生と死を考える――ラジオ深夜便――

こんなはずではなかった　3
「いのち」のモノ化　7
人は存在そのものに意味がある　11
自己を超えた大きな手の中で　15
死を見つめて、いのちに目覚める　19
本願の終バスに　気づかぬまま……より　21
この身に得る絶対満足　25

悲しみからのメッセージ ——死に学ぶ生の意味——

「死そして生を考える研究会」を結成　29
同じ悲しみの経験者に支えられて　32
寄せられたお手紙から　34
一切は常に移り変わる　43
死に方に上手も下手もない　45
苦しみは独り相撲　48
生もない、死もない　51
死に直面した苦しみ　55
否認→怒り→取引→抑鬱→受容　58
ギブアップして他力に出遇った　60
『観無量寿経』の主題は定善と散善？　62
韋提希夫人は悩める凡夫だった　65
阿弥陀に自ずと頭が下がる　67
「頑張らなくていいよ」　70

悲しみネットワーク――いのちを支えるビハーラ運動の現場から――

「ビハーラ研究会」の活動開始　74
寄せられたお手紙から　77
苦しみの原因はどこにある　99
プラス・マイナスの価値観を砕く　103
何もかも仏に任せる　107

未だ生を知らず――いのちの教育の試み――

「いのち」をとりまく環境は　114
「いのち」をめぐる問題点　115
仏教・僧侶の役割を問い直す　ビハーラ運動　121
医療と仏教の一体化　デス・エデュケーション　123
「いのち」の深さ　長短を超えた満足　125
すべては与えられたもの　128
真の「大乗」のシステムづくり　131

Ⅱ　ビハーラ往生伝――生死を生きる念仏者たち――

心の居場所発見　佐々木妙子さん　137
他力に目覚め、本願の終バスに　阿部幸子さん　142
この地獄をなんとかして　向坊弘道さん　147
雑草までがいとおしい　清水重子さん　152
腫瘍がなければ本願も無用だった　柿本謙誠さん　157
がんは私の宝です　鈴木章子さん　162
「おかげさま」に目覚める　毛利孝一さん　171
素直に　自然のままに　平野恵子さん　175
ガン告知を受け如来の慈悲仰ぐ　竹下昭寿さん　181
肉体は衰えるが心の眼がひらく　榎本栄一さん　186
自分が変わればいいのだ　高橋啓子さん　194
喜ぶべきことを喜ばずして　花田正夫師　198
ハンセン病の死生学　小笠原登さん　202

生死の中に仏あれば生死なし　イッサン・ドロシー師　205
ブラジルのビハーラ運動　ミヤコ・ハセガワさん　209
こころの手足をいただいて　中村久子さん　214
ごおんうれしや　死なずに浄土へ　浅原才市さん　219
生死の情念　磨かれた話芸　祖父江省念師　227
獄中の暗闇で聖典読む　林　霊法師　232
我らはいかに死に安住すべきか　暁烏　敏師　236
「無我の愛」に生きる　伊藤証信師　241
生死巌頭に立つ　清澤満之師　246

あとがき　251
「死そして生を考える研究会」について　256

Ⅰ　悲しみからのメッセージ

生と死を考える——ラジオ深夜便——

◆こんなはずではなかった

私達のこの日本社会は、たいへんな勢いで高齢化社会になっています。一方では癌などの患者さんがたいへん多くなりました。さらにまた、医療現場では、生命倫理などの問題で、「いのち」ということが非常に強く問われている時代です。この「いのち」、あるいは生とか死という問題について、私達はこれまでそれをタブーにしてきました。しかし、社会がそのような課題を抱えるようになると、もうそれはタブーにできない、真剣に取り組んでいかなければならない情勢になってまいりました。

私は二十五年ぐらい前に名古屋にまいりまして、今の大学に勤めました。最初はインターンのようなものですから無給の研究員でした。専任講師になっても研究室の雑務に追われていました。

私はかねてより、「いのち」ということを問うていきたい、しかも、できるだけ実践的な形で問うていきたい、と思っておりました。そして今から十七年前、助教授になった頃、私の研究室に「死そして生を考える研究会（ビハーラ研究会）」という会を作りました。

これはお医者さんだとか看護師さんだとか、あるいは福祉の方、あるいは宗教家の方、そのような方達と、「生」とか「死」ということを、つまり「いのち」ということを共通のテーマとして、さまざまな視点から学際的に問う研究会です。ここではいろんな問題提起があります。私自身もあちこちの特別養護老人ホームや老人病院へ出かけて、末期の患者さんの心のご相談にのったりするようなこともあります。そんな中で次のような問題を提起してくださった方があります。

老人ホームに住まわれている人達の多くは非常に虚《むな》しい思いで過ごしていらっしゃいます。ホームに入っていらっしゃる多くの方が、「こんなはずではなかった」とおっしゃるんですね。「本当の自分は家庭で家の中心にいるんだ。ここにいるのは仮の私なんだ」と。また「こんなはずではなかった」と。中には「亡くなる順番を待つ日々です」、というようなことをおっしゃる方もあるんです。じつはそういった方からいただいたお手紙があるので、ちょっとご紹介してみましょう。

私は五十六歳、（略）現在も入院加療中の身であります。いまだいつ退院できるともわからない状態ですが、完治したら一日も早く元の仕事に戻りたいと念じております。こうしているあいだも私の近くでは亡くなっていかれる方もおられるわけで、こんなはずではなかったという思いで、私は毎日悩み考えております。（略）

当病院には身寄りのない方、生活保護を受けておられる方、孤独な方、といろんな方がいらっしゃいます。そんな方が常住で百五十名くらいおられ、こんな言い方はつらいのですが、亡くなる順番を待つ日々と言っても過言ではないのです。

この方も、この虚しさをどうしたらいいのかということをおっしゃっているわけなんですね。これは何もそういった老人ホームだとか老人病院だけに限ったことではないと思います。ご家庭にいてもそうかもしれません。もう少し言えば、そういった施設というのはたいへん設備が整っております。もちろんバリアフリー、冷暖房完備、三食昼寝付きです。そしてお誕生会とかお遊戯会もあるようです。それだけ至れり尽くせりになっている生活空間におられながらも、「こんなはずではなかった」、「こんなはずではなかった」と言って生涯を終えていかれます。

行政は多額の予算を福祉に投入しております。それはそれで大変よいことですが、一方で、やはりそれだけでは私達は心の充足感を得られないということを、そのことから教えられます。私達がこの生涯を終えていくときに、どこで「これでよかった」と言ってその生を終えていくのかということです。そういう方からのお手紙を通して、そんな課題を私はいただきました。


それからもう一つ、ボランティアをしている方から、次のような問題提起をいただきました。

これは寝たきりの方のところへボランティアに行っている人の問いかけです。その方が訪問している先のおばあちゃんはいつも「死にたい、死にたい」と言います。はじめは周囲の注目を引くためにおっしゃっているんだと思っていました。けれどもよくお話を聞いてみると、「私はもうこんな体になってしまって、ちっとも役に立たない、間に合わない。最近は息子から邪魔者扱いされる。息子の嫁からうっとおしい目で見られる。最近は孫にまでばかにされるんですよ。私の生きる意味はどこにもない。早くお迎えが来てほしい」、あるいは「安楽死をしたい」というようなことをおっしゃるんだと。それにどう対応したらよいかということなんです。

そこでは「いのち」が、役に立つ、立たないという物差しで計られております。おばあちゃん自身は、役に立たない「いのち」だから自分は死んだほうがましだ、とこう思っていらっしゃいますし、家族の息子さん達は役に立たないおばあちゃんは生きる意味がないんだというふうなことをおっしゃっているわけなんです。そこでもやはり「いのち」ということが問われているわけなんです。

私は今、二つの課題をいただき皆さんに申し上げましたけれども、そういった問題をどう考えていくのか。じつはそこに、現代人は「いのち」を見失っている、と言えるのです。その物差しが人生を暗くし、「いのち」を見えなくしていると感じます。

◆「いのち」のモノ化

現代の私達は「いのち」をモノのように考えております。「いのち」のモノ化です。医療の場などでは、とくにそうです。私は名古屋にある大学の医学部の倫理委員をしております。先端医療の場ではまさしく「いのち」はモノです。それはそういった医療現場だけではなくて、私達の日常の中でもそういう感覚が蔓延していると思います。モノ化されている「いのち」というのは、やはり、計られるものです。どんな形で計られるかといいますと、「いのち」は長いのがよくて短いのは駄目だと。あるいは役に立つ「いのち」、役に立たない「いのち」。さらには、生はプラス、死はマイナスという見方で「いのち」は計られてきているわけなんです。

そこで私達は、そういった物差しで計った「いのち」を延ばしていこうとします。しかし、例えば長い短いという物差しにとらわれている場合は長くすればそこで満足しますが、ほんとうにこれでよかったと言えるかどうかということです。人類は延命という形で、その無限の課題を追ってきたわけなんです。けれども、じゃあとことん延命したからそれで満足が得られるかどうかということなんです。

中国の『続高僧伝《ぞくこうそうでん》』に、曇鸞《どんらん》という方の伝記が書かれた部分があります。この曇鸞という方は中国の北魏《ほくぎ》時代の浄土教の高僧です。ある時、洛陽《らくよう》の都でお経の翻訳のお仕事をなさっていたら病気になった。それで人生五十年を嘆いて、死を超えるにはどうしたらよいかと考え、ちょうどその頃江南《こうなん》、中国の南に陶弘景《とうこうけい》という仙人がおられた。そして仙術を教えてくれる、不老長生の術を教えてくれるというわけです。それで彼は江南へ行ってその仙人に会って、不老長生の仙術を書いた「仙経《せんぎょう》」十巻をもらって洛陽の都へ帰って来ました。そこで菩提流支《ぼだいるし》というお坊さんに出会いました。この菩提流支という方はお経をインドから招来し、翻訳なさった方ですから菩提流支三蔵《さんぞう》と呼ばれております。その菩提流支三蔵に曇鸞大師が得意気になって言われました。「流支先生よ、この地にこの大仙術に勝る法ありや否《いな》や」、つまり、この大いなる仙術に勝る法があるでしょうかとたずねました。「流支、地につばきして曰《いわ》く」と『続高僧伝』に書いてありますから、軽蔑しておっしゃったんですね。「あなたは、その仙術によってたとえわずかばかり延命したとしても、三《さん》界《がい》を流転していることに変わりはないじゃないですか」と切り返されたんです。

そしたら聡明な曇鸞大師は思わずハッと気がついて、「仙経」十巻を焼き捨てて、そして、そのとき菩提流支三蔵からいただいた『観無量寿経《かんむりょうじゅきょう》』の教えに帰依したという物語が出ております。「いのち」をそのような形で、たとえ奇跡で延命したとしても、はたして私達は満足な「いのち」だったと言えるかどうかということです。

私は臓器移植の問題を考える時によく、その仙術を臓器移植に置き換えて考えたりします。臓器移植は西洋医学の一つの手段ではありますが、仮にその臓器移植で五年、十年の「いのち」が延びたとしましょう。けれども大事なことを忘れておれば、いくら「いのち」を延命しても、「こんなはずではなかった」と言って「いのち」を終えていかなくてはならない。臓器移植も結構ですが、もう一つ大事な問題があるような気がいたします。

このように私達は「いのち」をモノ化して考えて長い短いという物差しで計って、それを引き延ばしていけば満足が得られると思っていますが、必ずしもそうではありません。現に、私達はかつて「人生五十年」と言いましたが、今は「人生八十年」の時代です。つまり、六割も延びたのに、その分満足しているかといえば決してそうではないわけです。そうしますと長短で計るということが一つ大きな問題だということもおわかりいただけたと思います。

あるいはまた私達は「いのち」をモノ化して、役に立つ「いのち」、あるいは役に立たない「いのち」というふうな見方で「いのち」を計っております。役に立つ「いのち」がよくて、役に立たない「いのち」が駄目だ。ですから先程のような高齢の方を邪魔者扱いする、いわゆる俗に〝シルバーハラスメント〟なんてことが言われておりますけれども、そんなことが起きているわけなんですね。だけどこれとて「いのち」がそのように計れるかどうかということです。

この「いのち」を役に立つ、立たないという物差しで計る我々に対して、たいへん大きな問いを与えてくれる文章に私は出会いました。

◆人は存在そのものに意味がある

岐阜県の飛騨高山に平野恵子さんという方がおられました（二七五頁参照）。この方は四十一歳で末期癌で亡くなりましたが、お子さんが三人おられまして、その方達に手記を残して逝かれました。私はその手記を遺族の方からお預かりしまして、京都の出版社から出版するお手伝いをさせていただいたんです。そのお子さんに宛てた文章の中にハッとさせられることが書いてありました。三人のお子さんのうち真ん中のお子さんには重度の障害がありました。それで一番上のお兄ちゃんに宛てた文章の中にこんな一節がありました。

あなたは覚えていないでしょうが、昔、お母さんが由紀乃ちゃんの身体のことで悩み、一緒に死のうと思った時、あなたが助けてくれたのです。

「お母さん、由紀乃ちゃんは、顔も、手も、足も、お腹も、全部きれいだね。由紀乃ちゃんは、お家のみんなの宝物だもんね」

幼いあなたの、この一言が、お母さんの目を、心を覚ましてくれたのです。そして、それからはずうっと、あなたのお陰で生きてこれたような気がしています。

お人形さんのように可愛《かわい》らしい由紀乃ちゃんが、重度の心身障害児であることを告げられてから十五年、ずっしりと重い十五年間でした。眠れないままに、小さな身体を抱きしめて泣き明かした夜。お兄ちゃんと三人で、死ぬ機会をうかがい続けたつらい日々もありました。

「この子の人生は、一体何なのですか。人間としての喜びや悲しみを何一つ知ることもなく、ただ空しく過ぎてゆく人生など、生きる価値もないではありませんか」

このお母さんは、重度の障害をもった由紀乃ちゃんをおんぶして、そしてお兄ちゃんの手を引いて、何度か死ぬ機会を窺い続けたつらい日があったというんです。ところがそれからしばらくしたある日、お兄ちゃんが外から駆け込んできて、そして「お母さん。由紀乃ちゃんは顔も手も足もお腹も全部きれいだね。由紀乃ちゃんはお家のみんなの宝物だもんね」と言って頬ずりをしていました。その様子を見てお母さんはハッと気づかされたんです。人のいのちを役に立つ、立たないという一つの物差しだけで計れるかどうかということです。仏さまの目から見たらいろんな見方がある。私達の一つの都合の目で見ても、しょせんそれは絶対的なものではないんだということに気づかされました。言ってみれば「人は存在そのものに意味がある」ということなんです。

大きな問い、無言の問い、由紀乃の問い……。それに気付かされた日からお母さんは変わりました。自分自身の生き方に対して、深く問いを持つこともなく、物心ついた頃より確かに自分の手で選び取ってきた人生の責任を、一切他に転嫁して恨み、愚痴と怒りの思いばかりで空しく日々を過ごしてきたのが、実はお母さんの方だったと、思い知らされたからです。

気付いてみれば、由紀乃ちゃんの人生は、なんと満ち足りた安らぎに溢《あふ》れていることでしょう。食べることも、歩くことも、何一つ自分ではできない身体をそのままに、絶対他力の掌中《しょうちゅう》に抱き込まれ、一点の疑いもなくまかせきっている姿は、美しくまぶしいばかりでした。抱き上げればニッコリ笑うあなたは、自分をこのような身体に産み落とした母親に対して恨みも見せず、高熱と発作を繰り返えす日々の中で、ただ一身に病気を背負い、今をけなげに生き続けているのでした。

由紀乃ちゃんは、重症心身障害児という身をもって、

「お母さん、人は自分の力で生きているのではないのですよ。生かされ、支えられてこそ、生きてゆけるのですよ」

と教えてくれたのです。

自分が世界の中心であり、自分の力で生きているとばかり思っていたお母さん。何もかも、思い通りにならないと気がすまなかったお母さんに、その心の愚《おろ》かさ、醜《みにく》さ、怖《おそ》ろしさを、ハッキリと教えてくれたのがあなた達だったのです。

由紀乃ちゃん、お母さんがあなたに対して残せる、たった一つの言葉があるとすれば、それは「ありがとう」の一言でしかありません。何故なら、お母さんの四十年の人生が真に豊かで幸福な人生だったと言い切れるのは、まったく由紀乃ちゃんのお陰だったからです。

（以上、平野恵子『子どもたちよ、ありがとう』法藏館より）

と言われています。

当初、お母さんは、由紀乃ちゃんは体も動かせない、言葉も喋《しゃべ》れない、虚しく過ぎていくだけだ、生きる意味はどこにもない、と思っていました。ところがこの由紀乃ちゃんからお母さんはたいへん大きなことを学んでおられます。癌で四十一歳で亡くなっていくお母さんが、真に豊かで幸福な人生だったと言い切れるのは、まったく由紀乃ちゃんあなたのおかげです、とこうおっしゃっています。

私達は自分の都合で善し悪しを計っております。しかし、仏さまの目から見たらいろんな見方がありますし、いろんな価値があります。だから「人は存在そのものに意味がある」と言えるのです。先程、寝たきりのおばあちゃんが、「役に立たない、間に合わない」と言って自分を卑下している。あるいは周囲の息子達がそのおばあちゃんを邪見に扱っているというようなことを申しましたけれども、そのおばあちゃんにしても、何も役に立つ立たないという物差しにとらわれて卑下する必要はどこにもないわけなんです。

もっと言えば、いま有頂天になっている息子達に「よーくこの姿を見なさい。いま有頂天になっているあなたもやがてこのように老いて病んで死にいく身なんだ」という人生の厳粛なる事実を教えているんです。それだってたいへん大きな働きなんです。ですから、堂々と寝たきりになっていればいいわけなんです。

◆自己を超えた大きな手の中で

このように「いのち」を私達は自分に都合のよい物差しで計って、そしてそれにとらわれて、そしてその物差しを延ばそう延ばそうと思っております。しかし、これはどこまで延ばしても思うようにはなりません。モノ化されている「いのち」というのは所有化されていきます。

「自分のいのちだ。自分の人生だ。だから自分で思いどおりになる」と私達は思い込んでしまっています。しかし本当に、自分のいのち、自分の人生なのか考えてみましょう。自分のいのち、自分の人生と言うなら、自分の力でこの世に生まれてきたのでしょうか。「私は私の力で今の住所に生まれてきました」という人がおられるなら、ぜひお会いしたいぐらいです。そんな人は誰もいらっしゃらないわけです。父があり、母があり、祖父があり、祖母があり、綿々と続くご縁の連続によって「いのち」をいただいたのです。そして、幼稚園か学校に行く前にたまたま親に住所を聞いてみたら、そこが今のあなたの住所だったわけです。

そうしますと、思いより先に「いのち」があったということなんです。いのちは思いを超えたものなんです。同時にまた自分のいのちとか自分の人生と言うならば、自分で思いどおりに死んでいけるはずです。「上手に死ぬ」とか「美しく死ぬ」、と言う人がおります。けれども本当にあなたは上手に死ねますか。上手に死ぬのがよくて犬死にをするのが駄目だという物差しにとらわれていたら、それこそ何もできません。死は思いがけずやってきます。あるいは思いもよらず私達はいのちを終えていきます。ですから死もまた思いを超えたものなんです。

だって今寝たきりになっていらっしゃる方達は、なにも好きこのんでそうなっているんじゃないんです。それも思いもよらず寝たきりになっていらっしゃるんです。ですから死というのも思いを超えたものです。その思いを超えたものを思いどおりにしようしようと力めば力むほど、それは苦しみになっていきます。だったらどうしたら一番楽かといえば、痛いときは「痛い」と言い、苦しいときは「苦しい」と言い、どんな死に方をしてもよしと腹が据わったら一番楽なんですね。それを「自然《じねん》」と親鸞聖人《しんらんしょうにん》はおっしゃっています。あるがままです。そこに腹が据わったら落ち着けます。

自然《じねん》というは、もとよりしからしむるということばなり。（略）行者《ぎょうじゃ》のよからんとも悪《あ》しからんとも思わぬを、自然とは申すぞと聞きて候《そうろ》う。（親鸞聖人「自然法爾章《じねんほうにしょう》」）

つまり善し悪しの分別を離れた立場は、このように死も思いを超えたものです。

では、生まれてから今日まではどうでしょうか。自分の人生とか自分のいのちと言うならば、生まれてから今日までそれこそライフプランにそって計画どおり思いどおりに生きてこられたはずですね。どうでしょうか？　私は私のこの拙《つたな》い半生を振り返りまして、生まれてから今日まで毎日毎日が思いがけないことの連続でした。今こうして読者の皆さんと文字を通して、こういう場を共有しておりますけれども、これだって思いがけない出来事です。

そうしますと、誕生も思いを超えたもの、死も思いを超えたもの、日々の営みも思いを超えたものと言えるのです。思いを超えた大きなはたらきの中に私達は生かされ支えられているわけです。ちょうど『西遊記《さいゆうき》』の孫悟空《そんごくう》が觔斗雲《きんとうん》に乗って三界を巡《めぐ》り回っても、最後に気がついたら仏さまの大きな手の中だったということでしたね。そのように仏さまの大きな手の中に私達は生かされ支えられているわけなんです。そういう自己を超えた大きなはたらきの中に私達は生かされ支えられているのです。

ところが、頭でっかちになった現代人はその「いのち」というものを自分の思いの中に入れてしまって、自分の思いで長くもできる、短くもできる、思いどおりになると錯覚をしてしまっているわけです。それゆえに思いどおりにならない事実を見て「こんなはずではなかった」と言って虚しい思いをしておられるわけです。しかし、もともとは思いを超えたものだったのです。自己を超えた大きなはたらき、それを親鸞聖人は「他力《たりき》」とか「本願力《ほんがんりき》」とおっしゃっているわけです。他力とか本願力に出遇《であ》ったときに私達は何かほっとできるような、安らげるような、「頑張ること、いらなかったんだな」ということに気づかされるわけなんです。

◆死を見つめて、いのちに目覚める

自己を超えた大きなものに出遇うといいましたが、じゃあ私達はどこでそういうものに出遇えるのでしょうか。その出遇いの一つのチャンスが、死を見つめるあるいは誕生ということを見つめることだろうと私は思います。

いのちをモノのように見ておりますと、死は三人称になります。「人の死」というのは三人称ですからモノなんですね。けれども身近な人の死を通してそれを自分の死として置き換えて考えてみる。自分の死とか自分の誕生とか自分のいのちという、そういう見方をしたとき、私達の人生観とか死生観、価値観というものが一変してくるんですね。つまり、一人称の死です。人の死なら「お可哀相《かわいそう》に、お気の毒に」ですんでしまいます。けれども自分の死ということになれば、死を問えば、逆にそこから生の意味に気づかされていきます。

死ということを見つめたときに、今生きているということが実感されてくるわけなんです。同時にまた死ということを見つめますと、こんな悠長なことはしておれないんです。蓮如《れんにょ》の『御文《おふみ》』に、「朝《あした》には紅顔《こうがん》ありて、夕《ゆう》べには白骨《はっこつ》となれる身なり」という言葉があります。朝、健康な赤ら顔であっても、夕方には白骨となるような身を私達は生きているわけです。その死ということを自分事としてとらえたとき、こんな悠長なことをしておれないと実感するのです。来年もある、再来年もある、平均寿命八十だなんて思って、我々は大事なことをどんどん先送りしておりますけれども、じつはそうではない。その死ということを問うたときに、明日ありともわからない「いのち」に気づき一瞬たりともおろそかにできない、そういう営みが始まるわけです。

ですから、そういう死の問題を臨終まで先送りせず、今というところで問い直していく。親鸞聖人のお言葉でいえば「現生《げんしょう》に正定聚《しょうじょうじゅ》に住する」、あるいはそれを蓮如は「平生業《へいぜいごう》成《じょう》」と言っておられます。臨終じゃなくて平生なんですよ。もっと平易な言葉で申し上げれば、臨終を現在にとりつめてということです。

死ということを見つめたときに、先程申しましたような大きなはたらきに生かされていたんだ、自分の力ではなかったんだということが実感できてくるわけなんです。

次のような詩があります。

生死

死というものを
自覚したら
生というものが
より強く浮上してきた
相反するものが
融合して
安らげる不思議さ……

（鈴木章子『癌告知のあとで』探究社より）

鈴木章子《あやこ》さんという癌の患者さんで（一六二頁参照）、自らの死を察知なさり告知された方が、その死を通して逆にいのちに目覚めていらっしゃる。そういう方もいらっしゃるのです。

◆本願の終バスに　気づかぬまま……より

同じようなことが他にもあります。私たちの研究会にはそういった体験を発表してくださる方がたくさんいらっしゃいました。岡山大学の教授をしておられました阿部幸子さんという方（一四二頁参照）が――この方も癌で六十歳でお亡くなりになっているんですけれども――、『生命を見つめる――進行癌の患者として――』（探究社）という手記を残しておられます。そして、その手記の中に、「癌死を望む」という短文がありました。

文字通り生の中に死を見つめながら毎日を送っているわけだ。何故、生きながら死を見つめることが絶望に結びつかないのか。その答は単純明快だ、生の実相とは、死があってこそ生が豊かになるという前提によって支えられている。生は死の反対概念であって同時に反対概念ではない。少々矛盾した表現かも知れないが、常に死を念頭に置きつつ生きることは真実の生命を生きることになるのである。

死と一体化した生を生きることは（略）真にダイナミックで躍動的な生命を生きることを意味する。

旅路の果に死が待っているのではない。死はここに控えている。そして、充実した生命の一瞬一瞬を生きよと常に指示しているのだ。

死を問うことによって逆にダイナミックな躍動的生命を与えてもらう。生と死は反対概念であって、同時に反対概念ではない、とこうおっしゃっているんです。仏教ではそのことを「生死一如《しょうじいちにょ》」、つまり生と死は紙の表と裏のようなものだという言い方をします。私達が言う「生き甲斐」というのは同時に「死に甲斐」です。死に甲斐ということがまたよく生きるということになるわけなんです。死を問うということが私達の考え方をひっくり返してくれるような、つまり、価値観をひっくり返すような大きなはたらきをしてくれているわけなんです。

阿部さんは最後に、「死を前にして思うこと」とタイトルをつけた文章を残されました。

癌になる前は自分の力で生きているのだと自信過剰な私であった。人生の困難に直面しても、脱出路を見出すことも出来たし、様々の情況に柔軟に反応する能力もある。

癌に直面した私は、（略）それまで、ただひたすら己の信じる道を歩き続けて来たのだが、立ち停まらざるを得なかった。（略）先ず第一に心に浮かんだ疑問は、これまでの人生を本当に自分だけの力で生きてきたかどうかということであった。（略）〃他力によって生かされてきたのだ〃と。何故今までこんな単純な真理に目を閉じていたのだろうか。（略）気が付くのが遅過ぎたと思うと同時に気付かぬまま死ぬより良かったのではないかと、自らを慰めた。やっとの思いで、終バスに乗車出来たのである。

この方はたいへん理知的な方で、てきぱきと何でも仕事をやってこられた大学の先生です。ですからご自身でも自信がおありになった。自信過剰な私であった、とこうおっしゃっていますね。ところが癌に直面した彼女は立ち止まらざるを得なかった。そこで第一に浮かんだ疑問が、「これまでの人生を本当に自分だけの力で生きてきたかどうかということであった。〝他力によって生かされてきたのだ〟と。何故今までこんな単純な真理に目を閉じていたのだろうか」。考えてみれば単純なことなんです。けれども、私達の我《が》が強いものですからそこに気づけない。自分の力だ、自分の人生だ、自分が、とこう思っているもんですから、そこに気づけない。頭でっかちになった現代人はみんなそうだと思います。

けれども、死に直面してはじめて、自分の力で生きているのではなかった、生死《しょうじ》は不如意《ふにょい》（意のままにならないこと）であるということに気づかされたわけですね。そこで「他力によって生かされてきたのだ……気が付くのが遅すぎたと思うと同時に、気付かぬまま死ぬよりよかった」と。私はここがたいへん好きです。手遅れではないんです。「気付かぬまま死ぬよりよかった」その出遇いによって、私の人生はこれでよかったんだという実感が得られているわけなんです。

◆この身に得る絶対満足

そうしますと、私達のさまざまな「いのち」に対する物差し、価値観、そういったものがじつは死を問うことによって全部崩れてくるわけなんですね。死を見つめることによって自らの価値観が砕かれる。そして砕かれた果てに出遇える世界が他力の世界であったわけなんです。かつて幼い頃に自坊でお説教してくださった方が言った言葉に、次のようなものがありました。

散る時が　浮かぶときなり　蓮《はす》の華

自力で頑張って自分で生きるんだ、「自分が」、「自分が」、「自分でどうにかなる」、とこう思っている。その力が尽きたときに手が思わず離れる。しかしそれが、そっくりそのまま大きな手の中に浮かんでいる。他力に受け止められている。如来《にょらい》の手に受け止められているという実感です。明治の先達《せんだつ》の清澤満之《きよざわまんし》という方は、絶対無限の妙用《みょうゆう》に乗託《じょうたく》して、任運《にんうん》に、法爾《ほうに》に、この境遇に落在せり（『絶対他力の大道』）

とおっしゃっているんです。「落在《らくざい》」とは意味深い言葉ですね。まさしく落ちたままに、そのまま大きな手の中に生かされていたということに気づける世界なんです。その大きな世界というのが私達のとらわれを離れた世界、自然《じねん》の世界です。

これも清澤満之の言葉ですけれども、「真正《しんしょう》の独立」と題する文章の中の一節です。

生死は元よりこれ自然の法。我が精神は快くこの自然の法に従いて満足するという決着に至るのである。

自然に乗託《じょうたく》したときに絶対の満足に至るということなんですね。

インドの天親菩薩《てんじんぼさつ》に『浄土論《じょうどろん》』という書物があります。この『浄土論』の中に、

仏の本願力を観ずるに、遇《もう》うて空《むな》しく過ぐる者なし

という言葉があります。「遇《もうお》うて空しく過ぐる者なし」とは、本願にたまたま出遇って、

遇いがたくして遇って、そしてむなしく過ぎる者なし。それを親鸞聖人は『御和讃』にしておられます。

本願力《りき》にあいぬれば　むなしく過《す》ぐる人ぞなき
功徳の宝海《ほうかい》みちみちて　煩悩の濁水《じょくしい》へだてなし
（『高僧和讃』）

大きな手の中、他力に気づいたとき、本願力に気づいたときに、虚しさがそっくりそのまま晴れて「これでよし」という満足があるのです。その満足ということを親鸞聖人は、「この身に満足す」という言葉でおっしゃっています。これは『尊号真像銘文《そんごうしんぞうめいもん》』という書物の中でおっしゃっているんです。「この身に満足する」とは、何かと比較して満足だ不満だという話ではないんですね。「この身」ですから主体的に自らの上に満足することなんです。

「生きる時は生きるがよかろう、死ぬる時は死ぬるがよかろう。これ災難をのがるる妙《みょう》法《ほう》なり」。これは、良寛のお言葉ですけれども、生きるもよし、死ぬるもよし、一切を自然に乗託したとき、そこで一切をよしと、絶対満足という形でそれを受け止めていく世界なんです。

医学あるいは生物学というのは延命という形で死の苦しみを超えようとしてきました。これも大事です。けれども一方では、心を問うことによって主体的に死を超えていくことが必要です。そういう意味では仏法と医療というのは車の両輪のようなものであると私は思います。むしろ、主体的な仏法の学びのほうがより大きな意味をもっているかもしれないです。

私達がこの生涯を終えるときに、至れり尽くせりの娑婆《しゃば》に生きながら、「こんなはずではなかった、こんなはずではなかった」と言っていのちを終えていくのか、あるいは「私の人生はこれでよかったんだ」と言って、いのちの充足感、絶対満足を得てこの生涯を終えていくのか、そういう宿題が私達お互いに出されているような気がいたします。

悲しみからのメッセージ
――死に学ぶ生の意味――

◆「死そして生を考える研究会」を結成

私は名古屋で大学に勤めながら、「死そして生を考える研究会」という会を作って活動しております。仏教というものがどうも大学の研究室の中だけ、あるいはお寺の中だけで行われ、しかも理論的に複雑になってきている。もっと世の中の、我々の問題を直接課題にする、つまり、悩む人に向きあう仏教をやってみたいと私は思ったのです。

仏教というのはお釈迦さまが説かれた教えですけれども、そのお釈迦さまはゴータマ・シッダールタといってカピラ城の皇太子でした。

ある時、東の門から出て行ったら老人に出会い、人はなぜ老いるのだろうという課題をもたれました。南の門から出て行ったら病の人に会って、人はなぜ病《や》むのだろうという課題をもたれた。そして西の門から出て行ったらお葬式の列に出会った。そして、人はなぜ死ぬのだろう、と。生まれ来たったその生老病死の苦しみをいかに超えていくかという課題をもって、お釈迦さまは道を求められたのです。そしてその課題に答を出されて目覚めた人、つまり「仏陀《ぶっだ》」になられました。

老いの問題、病の問題、死の問題。二千数百年前にゴータマ・シッダールタが抱いた課題がそのまま、現代の我々の、一人ひとりの課題でもあるわけです。

ところが、本来そういう課題に答えてきた仏教であるはずなのに、その仏教がややもすると、組織の中や大学の研究室の中だけに閉じこもってしまっている。それをなんとか違う形で展開していきたいということを生意気にも私は思っておりました。そこで、三十歳すぎぐらいの頃に私の研究室に「死そして生を考える研究会」を作ったのです。

普通の言い方ですと「生と死を考える会」でしょうね。上智大学のアルフォンス・デーケン先生も「生と死を考える会」としておられます。私のほうはちょっとへそ曲がりのネーミングでして、死ということをいろいろな角度から問うていきたいと思いました。お医者さん、看護師さん、ソーシャルワーカー、あるいは学校の先生をお辞めになった方、そんな人達に呼びかけて毎月、研究例会をしておりました。

当時は、私の個人研究室に事務局を置いて始めました。世の中はその頃「死」というと、「縁起でもない、汚らわしい」という時代でしたから、「田代君は何をやるんだ？　自殺の方法でも研究するのかね」と嫌みを言われた時代もありました。

しかし、やり始めたら、ちょっと変わった会だったものですから、NHKや地元東海のマスコミなどがトピックスで取りあげてくれて、いろいろ紹介してくれたのです。そうしましたら毎月来てくださる方がどんどん増えまして、例会に二〜三百人ぐらいの人がみえるようになりました。現在は、同朋大学の中に「いのちの教育センター」を作りまして、そちらの中で講座形式で研究会をしております。

当初は京都の出版社がバックアップしてくれまして、会の講義録を『市民のためのビハーラ』というシリーズ本で、全五巻、別巻二巻の全七巻で出してもらいました。その後は同じく京都の法藏館から、『講座いのちの教育』として全三巻で出版してくださっております。

◆同じ悲しみの経験者に支えられて

会の参加者には、ご主人を癌で亡くした方だとか、身近な人を事故で亡くしたとか、いろいろな人がいらっしゃいます。ある時、驚くことがありました。ハンドバッグにお骨を持っている人がおられたんですよ。お子さんを亡くされたお母さんで、子どもと別れた悲しみを超えていけない。それでハンドバッグにお骨を入れて肌身離さず、持って歩いておられるんですね。

そうかと思うと、熱心に通ってこられる男性がおられまして、どこかで見たことがある方だなと思っていたら、中部地方にある大きな新聞社の記者の方でした。その人は、自分の子どもを亡くしたその悲しみが超えていけないとおっしゃる。取材ではなくて、この会へ来たら何かそういうことを一緒に考えてくれる人がいるだろうと思っていらしたのだそうです。

確かにそうなんです。例会をやっておりますと、そういう人たちがたくさんおられました。悲しみというのは、経験したことのない人にはわかってもらえないんですね。いちばんわかってくれるのは、やはり同じ経験をした方なのです。

癌の患者さんもそうです。癌の告知を受けて手術はしたが、完治したかどうかわからない。そういう悲しみというのは自分一人では超えていけなくても、同じ経験をした人がいると、その人たちとの話によって互いに支えられていくのです。「難聴児をもつ親の会」であるとか、「リウマチ友の会」とか、あるいは乳癌体験者のワット隆子さんのセルフヘルプグループ「あけぼの会」とか、同じ経験をした人たち同士が話し合う。自分の思いの丈を出し合う。それがじつはいちばん支えになるのですね。

なぜ支えになるかというと、共感してもらえるからなんです。人間にとっていちばん支えになるのは、わかってくれるということなんですね。わかってくれる人がいないから、毎日愚痴を言ったり、ストレスを溜《た》めたりしているわけです。

ですから、癌の患者さんとか、つらい思いをした方達が研究会へ来られて、そして同じ経験をした人たち同士が話し合う。それがお互いに支えになっていたんですね。

私は何か特別のことを言うわけではありません。会員だけで六百人ぐらい登録がありましたから、私はただ毎月、学生たちにも手伝ってもらい通信を出していただけなのです。その講座の記録が本となり全国の書店に並びます。全国の読者たちの手に届き、またそれが支えになる。そしていろいろなお手紙をくださる。

私の研究室では、ある時期そういった方達とのつながりがいろいろありました。全国に講演に行きますから、講演先に訪ねてみえたりもしました。今でも一日に一通か二通かは、本を読んでくださった方やお話を聞いてくださった方から、研究室宛に手紙がまいります。そういうお手紙を通して、そこから死を超えていく道を考えてみたいと思うのです。

◆寄せられたお手紙から

■書籍を通しての出会い

まずは、愛知県西春日井郡の女性の方からいただいたお手紙です。先述の本をご覧になって、研究会にお出でになっていた方です。

……（癌の手術を受けて）術後九年近くになりますが、お陰様でただ今のところ順調です。でも後遺症による左手の不自由さがあり、また年齢とともに疲れやすくなりまして、一日に一つの用事を済ませるのがやっとで、あれもこれもというわけにはまいらなくなりました。勤めから戻るとぐったりして、一休みしてからでないと何かをする気になれないほどです。

そんな中でいちばんの心の安らぎは眠る前に、『歎異抄《たんにしょう》』ですとか、その日その日少しずつ真宗のみ教えの数ページを読ませていただくことです。はじめは頭と眼で読むものですから、わかったつもりでもよく理解できなかったのですが、いろいろなことがありまして少しずつ心にしみてくるようになり、思わず涙ぐむ時もございます。田代先生のご著書『広い世界を求めて』（毎日新聞社）も繰り返し拝読させていただきました。まことに遅くご縁をいただきました私でございますが、できる限り末席に連なって、今後も学ばせていただきたく存じます。

次は福岡県小郡市の女性です。

空の青さと高さに目を奪われる秋となりました。研究会の皆さま、田代先生、変わらずご活躍のことと存じます。このたび田畑先生のご講演のまとめを送っていただき、本当にありがとうございました（注＊田畑正久先生は、大分県のお医者さんで、私たちと一緒にビハーラ活動をしている方です。研究会で発表された講義録を送りました）。昨日受け取りまして、一気に読ませていただきました。私の中でぼんやりとしていたことのいくつものことがはっきりし、心が落ち着いてくるのを感じています。ありがとうございました。

私は昨年五月に主人を亡くし、田代先生の『悲しみからの仏教入門』（法藏館）を拝読しましてからのご縁の者です。

私と主人は「よくないことの帰結として死がある」というある団体の教えを聞いていたものですから、私は主人の死を受け入れることができませんでした。でも今は、先生のご本の中、また今回の田畑先生のお話の中に真実があると、私は感じています——死は決して不幸の完成ではない。人は仏となる存在として生まれた。死への歩みから仏になる歩みへ。

でも、まだ今の私には、ただ自分が自分の都合のいいように頭を整理しているだけではないか。信心として日常生活の中に、いま真実として感じたことが生きているのか。私は本当は冷たく醜い人間なだけではないか、と思う気持ちが残っています。

高松信英先生（注＊飯田女子短期大学学長）の『雑草の輝き』で繰り返し述べられている、「醜いままの人間でよい」という言葉によって心を軽くしているだけではないか。自分の都合のよいように思おうとしているだけで、信心ではないのではないか。

信仰のある生活とはどんなものか、折に触れ、本を読み、お話を聞いてきて、以前よりずいぶん心の中に落ち着きも明るさも、自分で感じることができるようになったのですが、まだまだこのようなぐずぐずとしたものがあるのです。心から阿弥陀さまの本願に身を委《ゆだ》ねてしまえる素直な自分になりたいと思っています。もっともっと聞法していきたいと思っています。

現在は四十九歳で、まだ当分公立中学校の英語の教員をしていくことになりますが、仏教の教えをもっと受け取りたいという気持ちがとても強いのが今の私です。

■学んだ言葉に導かれて

次は名古屋市港区にお住まいの五十二歳の方です。この方は何通も手紙をくださいました。順番に読んでまいります。

私はこの五年ほどの間に三回手術を受け、三回目は今年の六月に受けました。病名は後縦靱帯骨化症《こうじゅうじんたいこっかしょう》で、術後も痛みは続き、毎日がつらく悲しいです。病気のため私の人生計画も狂いました。周囲の友だちは元気でバリバリ働いている。つい比べて、神さまはなぜ私ばかりにつらい思いをさせるのか、自分はなんと運が悪いのかと落ち込む日の多いこと。せっかくこの世の中に人間として生まれてきたのだから、病に負けておれない。病気と仲良くしながら残りの人生を人間らしく生きてゆきたい。こんな私にもまだ何かできることはないかと考えていた折、十二月三日の中日新聞の記事を読み、ぜひ仲間に入れてほしく、便りをしました。よろしくお願いします。

そして研究会に入りたいとおっしゃって来られました。しばらくしたら、次のこういう手紙がまいりました。

先生、突然こんな手紙を出しましたことをお許しください。私はこの度ビハーラ研究会に入会させていただきました。生きていくための心の支えになると信じて。そして名古屋市港区の社会教育センターの講座も受けています。その講座に来月、講師として田代先生がお見えになるのを知りました。当日質問すればいいのですが、大切な時間を取ること、また上手に聞けないような気もしまして、前もって手紙にてお教えいただきたく便りをしました。

『いのちの輝き』（田代俊孝著、死そして生を考える会）の書を何度も読ませていただきました。人間は恍惚の人になって、人間らしくなくなっても、なお生き続けなければならないのでしょうか。如来さまは不公平じゃないか。仏さまは不公平じゃないかと私は考える時があるのです。なぜなら何十年も難病に苦しめられる人もいます。その反面、一生健康で何事もなく、死ぬ時も楽に死んでいく人もたくさんいる。仏さまは不公平だ。私はわからないのです。教えてください。

えらい宿題をいただいて、私はその港区の社教センターへ出かけたことを覚えています。その同じ方が後に、さらにこんな手紙をくださいました。

拝啓。デス・カウンセラー養成講座に受講させていただいて三ヵ月が経ちました（注＊私の研究室でノウハウを作り、名古屋の東別院会館の中に「老いと病のための心の相談室」を開設していました。そこでのボランティア相談員になるための養成講座を「デス・カウンセラー養成講座」といいます。それを受けてくださっていたんですね）。

私は昭和五十八～六十四年の間に三回の手術を受け、三回目は難病でした。手術を受ければ痛みも半分になるし、障害者にならずにすみますという説明を受けて手術に踏み切りました。

結果的には障害者にはならなかったのですが、痛みは手術前とあまり変わらず、毎日がつらい悲しいと愚痴や落胆の連続でした。そして健康で働き続ける友を羨望し、自分を卑下して、駄目人間と決めつけ、もう何の価値もないのだから一日でも早く死んでしまいたいと考えていました。

そんなある日、新聞で知ったのがビハーラ研究会の記事でした。私には才能もなく体力もないけれど、勉強して生きていくための糧ともなれば。自分のために、また周囲の人々に少しでも役立てれば。そういう思いで始めた勉強でした。仏教のことなど無知ですし、むろん信仰心もなかった私です。三ヵ月を経て、わずかですけれども理解できたような気がします。一生かけても終わらない奥深い勉強だと思います。

無量寿、あるがまま、なすがまま。よい言葉を学んだだけでも本当によかったと思うこの頃です。病気になって知る、こうした生き方もあるのだと思えるようになって、私の心には安らぎが戻ってきました。本当によかったなぁといった実感が味わえる毎日を送れます。ありがとうございました。これからもよろしくお願いをいたします。

難病で苦しんでおられて、講座を受けてくださったり、だんだんと学んでいかれたんですね。さらに同じ方です。

(前略)私は、生後間もない次女を先天性胆道閉塞症《せんてんせいたんどうへいそくしょう》で亡くしました。なんの治療法もなく日一日と衰弱し、死に向かう我が子を見守っていくしかなかった深い深い悲しみ。

つらいことでした。いのちってなんだろう。この世に苦しむためだけに生まれてきたなんて。

そのうえ五十代になると自分も原因不明の病気にかかりました。首筋の神経が圧迫され、体に耐えがたい痛みが現れ、手術を三回受けましたが完治しませんでした。「なんで私だけ次々、こんな目に遭うの」。そういう運命を怨み、幸せそうな人を妬《ねた》む自分でありました。

悩みを消したい。心の重い荷物などどこかへ送りたい。ずっと続きそうな苦しみから少しでも離れることができたなら。そんな方法はないものかと考えていた時、悲しみをご縁として仏法に出遇いました。

はじめ私は仏教というものを疑っていました。ところが数年経った頃から少しずつ頷《うなず》けるようになりました。今では仏教の智慧の素晴らしさを知り、真に如来を信じ感謝の心で日暮らしできることは大きな喜びであります。

相変わらずいくつもの病気のつらさはあり、次から次へと悩みは出てくるけれど、以前ほど苦しむこともなく、なにごともおまかせの心をもって、真実の智慧に導かれ、心穏やかに生きているつもりです。それなのに、私もまもなく高齢者の仲間入りなのです。心の葛藤や不安を抱き、「自分で自分のことができなくなった時、身の回りの世話を誰が引き受けてくれるだろうか」、「どこで生活するのだろうか」、「金銭的には大丈夫だろうか」と不安になるのはなぜでしょう。

お釈迦さまの真理の言葉、「私には子がある、私には財があると思って愚かな者は悩む。しかしすでに自己が自分のものであろうか。人間とは、その知恵ゆえにいつもあること、ないことに悩んでいる」。この言葉が体得できたら、きっと楽になることでしょう。それが難しい。それゆえ、求め続けなければなりません。これからもよろしくご指導をお願いいたします。

私達は老いとか、病とか、死とかに対する苦悩をもっています。本来そういうものに答えてくれるのが仏教であるはずなのに、仏教はだんだんと難しくなってしまって、なかなかそれに答えてくれません。

しかしそういう苦悩を課題にしてもう一度経典を見直しますと、その経典が非常に新鮮に思えてきます。生と死という視点をもって仏教を見るのです。

◆一切は常に移り変わる

お釈迦さまは最初のお説法で「三法印《さんぽういん》」ということをおっしゃいました。そのいちばん最初が「諸行無常《しょぎょうむじょう》」です。一切は常ではありませんよということです。我々は常でないものを常だと思っています。それが苦しみの原因なのです。

先程のお手紙をくださった名古屋の方も、自分はいつまでも健康であると思っていらっしゃるわけです。それなのに病気になる。そうすると、なぜ自分ばかりが病気になるのか、隣の奥さんは孫を抱いて楽しそうに暮らしているのに、なぜ私ばかりがこんな目に遭うのか、仏さまは不公平だ、と。

しかし事実はどうかというと、常に移り変わっていくんですね。無常なのです。一切は常ではないのです。誕生の瞬間から着々と老いてゆく身なのです。しかし、頭の中ではいつまでも若いと思っているんですね。

私も頭では自分はいつまでも若いと思っていますから、鏡を見てがっかりします。若いはずなのに、なんで白髪ができ、皺《しわ》ができているのかと。しかし事実を見ないといけないのです。鏡をじっと見ていたら、「ああそうか、五十を越えれば白髪や皺ができて当たり前やな。老いて当たり前やったなぁ」と気がついてはじめて、その老いが引き受けられる。

でも皆さん、それが当たり前と思っておられないでしょう。「私に限っては老いていかない。私はいつまでも若いんや」と、そう思っているでしょう。

我々は頭の中では健康が当たり前だと思っています。健康が当たり前なのに、どうして自分は入院しなければならないのか。よりにもよって、どうしてこの私が癌にならなければならないのか。癌にもなりますよ、いま日本で癌で亡くなっていく人が三十パーセントを越えているのですからね。

他人は健康に見えるのです。自分だけが病気をしているように思うのです。ところがよくよく聞いてみたら、みんな病気をしているのです。隣の奥さんが健康そうに見えていても聞いてごらんなさい、どこかしら悪いところがありますよ。

皆さんも私を見たら健康そうに見えるでしょう。でもね、私だっていっぱい悪いところがあるんです。足の親指がすぐ腫《は》れてきます、痛風なんです。腰は痛くて、すぐぎっくり腰になりますしね。足は悪い、腰は悪い、おまけに頭は悪いし、口も悪いし。もう悪いところばかりです。

完全無欠にどこも悪くないという人がいたら、そのほうが気持ち悪いですよ。生身《なまみ》の体なんですから病んで当たり前なんです。「病んで当たり前だなぁ」と気がついてはじめて、病を引き受けていけるのです。

ここまでお話ししても、今晩眠るまえになって「なんで自分だけこんな目に遭うんだろう」とまだおっしゃっている方もおられるでしょうけどね。

移り変わっていくのですから、病んで当たり前なんです。老いて当たり前なんです。死んで当たり前なんです。いつまでも生きていたら不思議なんです。化け物です。ところが死んで当たり前ということが頭ではわかっていても、体でわかっていないでしょう。だから「なんで俺が死なねばならんのだ」とおっしゃるわけです。頭の中では百歳や百五十歳まで生きられるはずはないと思っていても、死が受け入れられないんですね。

ところが事実を見たら、誕生の瞬間から着々と老いて、病んで、死んでいく身なんですよ。生もあれば死もあるんです。無常なんです。常ではない。その無常なる事実がわかったときに、その無常である事実そのものを引き受けていく道が開かれてくるわけです。

死に方に上手も下手もない

お釈迦さまは、その次に「諸法無我《しょほうむが》」とおっしゃいました。「我はない」とか「我の物はない」ということです。

ところが人はみんな、欲深いものですから、「我の物、我の物」と思っているでしょう。

それが苦しみの原因なのです。自分のいのちは自分の物、人の物までも自分の物と思っているでしょう。「自分のいのちは自分の物って、そんなことは当たり前ではないか」と、西洋の価値観の教育を受けていますからそう思っています。

自分の人生、自分のいのちだと言いますが、もしそうであるならば、自分の力でここに生まれてきたのですか？　自分のいのちというのなら、自分で例えば名古屋市に生まれてくることができるはずです。でも違いますね。父があり、母があり、祖父があり、祖母があり、綿々と続くご縁の連続によっていのちをいただいた。それで後から住所を教えてもらったら、名古屋市中区だった。これ、後からわかったんでしょ。三つか四つになってわけがわかってきた頃に、これは自分のいのちだと勝手に思っているのでしょう。もし自分のいのちというのなら、自分で思いどおりに死んでいけるはずです。

上手に死ぬとか、美しく死ぬとか言う人がおりますけれども、上手に死ねますか？　上手に死のうと思ったら外出していたら駄目ですよ。どこで交通事故に遭って死ぬかわからない、どこで地震が起きて死ぬかわからない。上手に死のうと思ったら、きれいな白い着物を着て、きれいなシーツを敷いて、お布団の中でちゃんと寝ていないと駄目です。だけど、そんなに上手に死ねますか？　思いどおりになりますか？

死はある日突然やってきます。思いもよらない死ですね。死というのは思いを超えたものなのです。

だからそんなに上手に死ななくてもいいではないですか。痛いときは痛いと言い、苦しいときは苦しいと言い、暴れ回って死んでもいいではないですか。そうやって腹が据わっていたら楽なんですよ。

昔は死ぬ時の作法が決まっていました。「頭北面西《ずほくめんさい》、右脇《うきょう》にして花を散らし香を焚《た》き」と「臨終行儀《りんじゅうぎょうぎ》」に書いてあります。つまり頭を北向きにして、顔を西向きにして、右脇腹を下にして、花を散らし、香を焚き……。お釈迦さまの涅槃《ねはん》の姿ですね。そしてその死にゆく人の場には、人は三人しかいてはいけないとあります。一人は善知識《ぜんちしき》です。引導《いんどう》を渡してくれる人ですね。もう一人は身の回りの世話をしてくれる人。最後の一人は死にゆく人の言ったことを聞く人、記録する人です。『往生要集《おうじょうようしゅう》』には、そこに五辛《ごしん》を食する人、ニラとかニンニクとかネギとかを食べている人が来たら鬼神が狂乱すると書いてあります。そういう作法が決まっていたわけです。

生前に徳を積んでおいた人は上手に死ねるのだそうです。そういう方が亡くなると死ぬ瞬間に紫の雲がたなびいて、蓮の花がぽつんと咲くのだそうです。『本朝高僧往生伝《ほんちょうこうそうおうじょうでん》』には、そういうふうにして亡くなった人のことが書いてあります。読んでいますと「本当かな」と思いたくなりますね。いくら比叡山《ひえいざん》の偉いお坊さんでも、そんなに上手に死んだ人はいないと私は思います。猿に襲われて死んだ人もいるだろうし、崖から落ちて死んだ人もいただろうし。

どんな死に方をしてもいいではないですか。自分のいのちとか自分の人生と言うのなら、皆さん、生まれてから今日まで思いどおりに生きてこられましたか。生涯設計とかライフプランと言いますけれど、予定どおり、計画どおりに生きてきましたか。そんな人はいないんですよ。

◆苦しみは独り相撲

でもね、人生というのは計画どおりにいかないところに、これまた面白いところがあるんですね。まさしくご縁の存在ですから、毎日毎日が思いがけないことの連続です。皆さんの奥さんやご主人との出会いはどうでしたか。計画どおりに出会ったのですか。ちょっとあいつをつかまえてやろうと、生まれた時から計画的に思っていたという人はいないですね。思いがけずに、です。

毎日毎日が思いがけないことの連続です。それは「無我」なんです。我の人生と言っておりますけれども、我の人生ではないのです。いのちは自分の物だと言っていても、自分のいのちではないんですよ。それを自分の物だ、自分の物だといって力《りき》むから苦しまなければならないのです。

「自分の人生だから思いどおりにしよう」と頑張らなくてもいいんです。生死は不如意《ふにょい》(意のままにならないこと)なんです。不如意なるものを如意《にょい》と間違って思うから苦しみが生じるのです。思いを超えたものは思いを超えたものとして放っておけばいいのです。任せておいたらいいのです。

『西遊記《さいゆうき》』の孫悟空《そんごくう》が觔斗雲《きんとうん》に乗って三界を経巡《へめぐ》り回っても、お話の最後ではそこは仏さまの大きな手の中だったということですね。自己を超えた大きな大きなものに生かされて支えられているのです。その如来の思し召しのままに生きているのです。生かされているのです。

それを我《が》を張って、「自分が、自分が」とか、あるいは「自分のいのちだ」とかと欲を出して思いどおりにしようと勝手に思うから、苦しまなければならないのです。

結局、苦しみというのは独《ひと》り相撲《ずもう》です。嫁が悪いとか、舅《しゅうと》が悪いとか言うでしょ。人のせいばかりにしていますけれども、人のせいとは違うんですよ。よくよく考えてみると、これは一切が、自分で独り相撲をとっているのです。

誕生も思いを超えたものです。仏さまがこの世に生まれてこいと言われたから生まれてきたのです。死も思いを超えたもの。仏さまがこの世を去っていけと言われたから去っていくのです。自然の道理、自然のまま、あるがまま、仏さまの仰せのままにしておいたら楽なんです。

それを逆らってしまうものなんですね。欲を出して、長いいのちがよくて、短いのが駄目だとか、上手な死に方がよくて、下手な死に方が駄目だとか、善し悪しの分別をしてしまうのです。勝手にそういう物差しを自分で作って苦しむのです。

本当は何がよくて、何が悪いかはわからないものです。仏さまの目から見たら、みんないいんですよ。人間の目で見る勝手な物差しでよいとか悪いとかと言っているだけなんです。この場所だけで、自分の価値観で言っているだけですから、場所が変わったり、時代が変わったりしたらみんな変わります。

価値観は時代と共に変わっていきます。美人の顔だって、平安時代の頃の美人は瓜実顔《うりざねがお》というでしょ。今ああいう顔の人を見たら、おたふくさんみたいとかいって、あまりよく言わないです。日本人が食事をする時に立て膝をしたら行儀が悪いといって怒られます。ところが韓国へ行ったら、チョゴリの下で立て膝をしています。文化が違うのです。向こうの文化ではそれがいいのです。

我々の都合の物差しで、なんでも善し悪しを決めているんですね。「あの人はいい人だ」と言っても、なぜいいかといったら、アメ玉をくれるからいい人と言っているのでしょう。本当はつらいことを言ってくれる人のほうがいいかもわからないのですよ。何がよくて、何が悪いかはわからないものです。それを勝手に決めるから、苦しまなければならない。決めないでいいのです。全部仏さまのはからいなのですから。

そのように、とらわれを離れて大きな手に身を委ねたら、こんな楽なことはないです。長くてもよし、短くてもよし。生きるもよし、死ぬもよし。死に方の善し悪しも問わない。一切が如来のはからいのままに。

「これで皆さん上手に死ねますよ」って言うと、これまた上手な死に方、下手な死に方ととらわれるでしょう。しかしそれが人間なのです。煩悩なんですよ。次から次へと、そういうはからいをもってくる。だけどいつもそれを問い続けていたらいいのです。

◆生もない、死もない

そしてお釈迦さまは「涅槃寂静《ねはんじゃくじょう》」とおっしゃいました。静けき世界へ帰っていった。

悟りの世界ですね。その悟りの世界を「無生無死《むしょうむし》」と言われるんです。生もない、死もない。それを「空《くう》」といいます。一切のとらわれを離れた世界です。

「生きる時は生きるがよかろう、死ぬる時は死ぬるがよかろう。これ災難をのがるる妙法なり」という良寛のお言葉があります。一切のそういう自分のとらわれ、価値観を離れた世界、それが空です。無生無死。生もない、死もないのです。

その生もない、死もないというのは、私たちの思いで言っている生とか死です。いのちがあると思っているでしょう。生があると思っているでしょう。ないんですよ。

中国の北魏《ほくぎ》時代に曇鸞《どんらん》というお坊さまがおられました。四、五世紀ぐらいの人です。北京《ペキン》から少し北に行ったところに、大同《だいどう》という所がありますが、そこに雲崗《うんこう》の石窟《せっくつ》がります。川縁四キロほどにわたって高さ三十メートルぐらいの崖に、大小五万体近い磨崖仏《まがいぶつ》が彫ってあります。大きい仏像は十七メートルくらいあります。北魏時代の前半に作られたものです。北魏は後に都を大同から洛陽《らくよう》へ移しますが、その洛陽の近くにも龍門《りゅうもん》の石窟がありす。ここも川縁の岩場に、高さ三十五メートルの崖に二千の洞窟があり、約十万の仏像が彫ってあります。北魏は仏教を崇敬した朝廷で、北魏の時代に仏教がたいへん盛んになりました。

その曇鸞が『浄土論註《じょうどろんちゅう》』という書物を書いています。これは天親菩薩《てんじんぼさつ》（世親《せしん》）の書かれた『浄土論《じょうどろん》』の注釈書です。その中で「無生《むしょう》」ということを、二つの事柄で説明しておられます。

一つは「虚妄無生《こもう》」です。これを曇鸞は「生死《しょうじ》は亀毛《きもう》のごとし」という譬《たと》えでおっしゃっています。亀毛というのは亀の毛ですね。しかし亀に毛は生えませんね。ところが鶴と亀とが描いてあるおめでたい掛け軸の亀には毛がふさふさと描いてあります。あれはじつは毛ではないんですね。あれは藻なのです。長生きする亀は甲羅に藻が付いて毛のように見えるということで、あのように描いてあるのです。だから中国の人は、本来ないものを勝手にあるように思うことを「亀毛のごとし」と言います。「生死は亀毛のごとし」。いのちは亀の毛のようなものである。

本来はないものなのです。そのないものを勝手にあると思っているのです。平均寿命が八十歳だというと、頭の中では八十まであると思うでしょ。ところが事実は「朝《あした》には紅顔《こうがん》ありて、夕べには白骨《はっこつ》となれる身なり」（蓮如《れんにょ》『御文《おふみ》』）なんです。いつ死ぬかわからないんです。だから当てがはずれて「こんなはずではなかった」と言わなければならないわけです。

本来ないものを勝手にあるように思って、実体的に考えてしまっているのです。実体的に考えるからいのちが物になってしまうのです。物と思うから、長いとか短いとか計るようになってしまうのです。よいとか悪いとかと言うのです。

生死はこの瞬間しかない。今しかないのです。一瞬先にはあるかどうかわからないですからね。「虚妄無生」とは、つまり我々が勝手に妄想でいのちがあると思っているということです。

曇鸞はもう一つ、「因縁《いんねん》無生」と言われました。我々が「いのち」というこれは因縁存在なんだということです。我々は自分の力で生まれてきたわけではありません。ご縁があって生まれてきたのです。父があり、母があり、祖父があり、祖母があり、連綿と続くご縁の連続によって、今ここに生を得ているわけです。死もまたこれご縁なのです。ご縁によって死んでいくのです。

私達が今ここに存在しているのもご縁なんですよ。今日、この書を通して出会っている読者の方々ともご縁なんです。ですから一切が因縁存在である。それを確固たるいのちが実体的に存在するように思うから苦しまなければならないわけです。

ご縁によってあるかないかわからないような、それがいのちなのです。確固たるものとしてあると思うから、当てがはずれて苦しまなければならない。しかし確固たる、実体的な生があるのではない、生も死もそんな実体的なものではないのだ、と曇鸞は言われます。つまり、それゆえ「無生無死」ということです。一切のとらわれを離れること。そのとらわれを離れるということは、逆に仏のはたらきに任せるということなのです。

そういう自覚なり出遇いを、無生の悟りという意味で「無生忍《むしょうにん》」という言葉でもいいます。この「忍」というのは言偏《ごんべん》のつく「認」と同じで、「忍許《にんこ》」つまり悟りという意味で、「無生の悟《さとり》」です。そのことを親鸞聖人は、『浄土和讃』で「無生忍」という語に、

「ふたいのくらゐとまふすなり。かならずほとけとなるべきみとなるなり。」

と左訓《さくん》（語句の註釈）を施し、「現生正定聚《げんしょうしょうじょうじゅ》」（生きている時に信心を得て、臨終に必ず仏になることが約束された境地）と同義語に理解しておられます。

◆死に直面した苦しみ

この「無生忍」という言葉を聞かれると思い出される方もいらっしゃるのではないでしょうか。『観無量寿経《かんむりょうじゅきょう》』に出てくる韋提希夫人《いだいけぶにん》の悟りが「無生忍」といわれています。「廓《かく》然《ねん》として大きに悟《さと》りて、無生忍を得《う》」と出てまいります。

とらわれを離れていく、無生無死に目覚めていく、そういうことを一つのストーリーで

私達に説き示してくれる経典が『観経』なのです。他の経典でも、大乗仏教はみんなこの無生忍、「空」に目覚めていくのですが、それをいちばんわかりやすく、物語をもって私達に教えてくれているのが『観経』です。

『観無量寿経』は冒頭に王舎城《おうしゃじょう》の悲劇が説かれています。インドに王舎城という国があって、そこに頻婆娑羅《びんばしゃら》という王様がいました。そのお后《きさき》が韋提希夫人です。夫妻には子どもがいなかったので、王が占い師に尋ねました。そうしますと、ある仙人が亡くなったら、代わりにお后様は身ごもるでしょうと言われたのです。王は早く子どもが欲しいものですから、その仙人を殺してしまいました。

お后は身ごもりました。そして生まれてきた子どもが阿闍世《あじゃせ》です。この阿闍世というのは、本当はよい名前なんですよ。善見《ぜんけん》という意味です。しかし阿闍世には提婆達多《だいばだった》という悪い友だちがおりました。この提婆達多はお釈迦さまに対抗意識をもっていて、自分もお釈迦さまみたいに教団を作ろうと心ひそかに企んでいたのです。

提婆達多がある時、阿闍世に言います。「あんた、自分の手を見てごらん。指が一本折れているでしょう。だからあんたのことをみんなは折指《せっし》太子と言ってるのだよ」と。そして「あんたのことを未生怨《みしょうおん》とも言ってるよ」と言うのです。未《いま》だ怨みを晴らさない、という意味です。「なぜかわかるか？　じつはあんたの父親は子どもが生まれなかったので、ある仙人を殺して、そしてあんたが生まれてきたのだ。だからあんたにその仙人の怨念がこもっている。それで未生怨と言うのだ。しかしそのことを王様が感じて、お后に高い楼閣の上からあんたを産み落とさせた。幸いにあんたは指一本折っただけで助かった。だから指が折れているのだ」と。

それを聞いた阿闍世は怒って、父親を牢獄に幽閉します。父王は牢獄にいながらもお釈迦さまの教えを聞きたいと言ったので、富楼那《ふるな》というお釈迦さまの弟子がやってきて説法をしました。そして王に戒を授けて、王は心穏やかにしていたのです。

韋提希夫人は、蜂蜜と小麦粉を練ったものを全身に塗り、ぶどう酒のエキスを瓔珞《ようらく》と呼ばれる装身具に入れて、ひそかに王の所に持って行きました。それで王は生き延びていたのです。ある時、阿闍世はどうもおかしいと思ったわけです。そろそろ死んでもいい頃なのに、なぜ死なないのだと。そうしたら門番が「夫人が王の所へ食べ物を持って来たからだ」と言うわけです。今度は阿闍世は、母である韋提希までも牢獄に幽閉してしまいます。食物を断たれた父王は他日死んでしまいました。

牢獄に幽閉された韋提希夫人は、「我、宿何《むかし》の罪ありてか、この悪子《あくし》を生ずる」、私はどういう因縁があって親を牢獄に幽閉するような、こんな悪い子を産んでしまったのだろうと言います。愚痴を言って怒り狂うわけです。そしてお釈迦さまに「やや、願わくば世尊《せそん》、我がために広く憂悩《うのう》なき処《ところ》を説きたまえ」と哀願します。牢獄の中からお釈迦さまに、どうぞ私にそういった苦悩のない世界を説いてくださいとお願いをするのです。

その時お釈迦さまは耆闍崛山《ぎしゃくっせん》（霊鷲山《りょうじゅせん》）で法華経の説法をしておられました。お釈迦さまはその会座《えざ》（説法の場）を中断して王舎城にやってきて、韋提希夫人に説法をなさるのです。

◆否認→怒り→取引→抑鬱→受容

アメリカにエリザベス・キューブラー・ロスという精神医学者がおられました。サナトロジー（死生学）の学者でしたが、その人が死に逝く人二百数十人にインタビューして、死に逝く人が心理的にどんな心のステージを経て死んでいくのか、どういう心理段階を経ていくのか、ということを調査したのです。

例えば癌の告知などもそうですけれども、人は死を予告されると、まず最初に否認するというのです。「これは嘘《うそ》だ」「私に限ってそんなはずはない」と否認する。拒否するんですね。その次は怒りの段階です。「どうしてこんなことに……」「神も仏もあるものか」と怒るのです。その次の段階は、逆に今度は神と取引をする。もう死を避けられないと知ると取引をする。「いい子にしているから、精進するから、せめて親の十三回忌まで生かしてください」とか、あるいは「ちゃんとしているから、子どもが結婚するまで私のいのちを長らえさせてください」といって取引する。

そしてその次は抑鬱《よくうつ》状態です。落ち込んでいくんですね。そして最後に受容、受け入れる。ところがこの受容も、積極的な受容もあれば、諦める受容もあるんですね。精神的なサポートがうまくできた積極的な受容のことを、キューブラー・ロスは解脱《げだつ》と言っております。そのような心理的なステージを経て死に向かっていくというのです。

『観無量寿経』の韋提希夫人の様子を示した部分を見ていきますと、この五段階ぴったりとはいわないにしても、そういう段階が示されています。例えば「我《われ》、宿何《むかし》の罪ありてか、この悪子を生ずる」とあります。韋提希夫人は怒っているわけです。あるいは「やや、願わくば世尊、我がために広く憂悩《うのう》なき処《ところ》を説きたまえ」は、私は精進してちゃんとするから、いのちを長らえさせてくださいという取引する言葉です。そして「愁憂憔悴《しゅうゆうしょうすい》する」というところが出てくるんですね。憂いをなして心が憔悴していく、弱っていくという意味です。抑鬱状態ですね。韋提希夫人は文字どおり自分の死に直面しているわけです。ご主人はもう殺されていて、自分も今、牢獄に幽閉されて、その死の恐怖の前にいる。だからキューブラー・ロスが言うような心理ステージが『観経』の序分《じょぶん》（お経のはじめの部分）にも見受けられるわけです。

私は『観無量寿経』によってキューブラー・ロスの説を証拠づけようとしているわけではありません。そうではなくて、逆なのです。死に逝く人が経ている心理ステージ、韋提希夫人もそういう心理ステージを経ていくということは、彼女自身、死ということが大きな問題になっていたということなのです。韋提希夫人の悩みは一般的に言われるような親子関係の問題とか、そんなレベルではなかったのです。自分自身の死に直面していたのです。

◆ギブアップして他力に出遇った

では、王舎城の悲劇のつづきに話を戻しましょう。その死に直面していた韋提希夫人に対して、お釈迦さまはどういう説法をなさったかと申しますと、最初は「定善《じょうぜん》」を説かれます。

お釈迦さまはまず韋提希夫人に「日想観《にっそうかん》」、沈んでいく夕日を眺めて心を静寂《せいじゃく》にして、雑念、妄念を解き払っていきなさいよという観法をお説きになりました。

「日想観」の次は「水想観《すいそうかん》」です。水面を眺めて、その揺れ動く水の表面を水平に保って、それを氷の世界と思いなさい、と。水面というのはなかなか鏡みたいにはならないです。存覚《ぞんかく》上人の『歎徳文《たんどくもん》』に、「識浪《しきろう》頻《しき》りに動き、心月《しんげつ》を観ずと雖《いえど》も妄雲《もううん》猶《なお》覆う」という言葉がありますように、水の表面というのは常に揺れ動くのです。息を止めないと止まらない。また息を止めても、いろいろなもので動いてしまう。あるいは、それを瑠璃《るり》の世界と思いなさい。透き通った世界を観て心を静寂にたもっていきなさいという観法ですね。

「日想観」、「水想観」、「地想観《じそうかん》」……と十三通りあります。それを定善十三観と申します。「定善」というのは「慮《おもんぱか》りを息《や》めて、もって心を凝《こら》す」、瞑想、メディテーションです。おもんぱかりをやめて心をこらす十三通りの観法をまず説かれました。

しかし、韋提希夫人は第七華座《けざ》観のところで、もう私にはできませんと言って頭を垂れたのです。華座というのは、仏さまの坐っておられる蓮の台座のことで、それをじっと観察するという修行方法です。第一日想観から第七華座観まで順番にずっとやってきた。ところが韋提希夫人は凡夫《ぼんぷ》ですから、もうできませんと言って、そこでギブアップしたのです。

そこで頭を下げたら、上からお釈迦さまの声がしました。「汝《なんじ》がために、苦悩を除く法を分別し解説《げせつ》したまうべし」、私があなたのために苦悩を除く法を分別し説きましょうという声がし、韋提希夫人がふと頭を上げると、空中に阿弥陀仏《あみだぶつ》が立っていたというのです。

空中に立っていた阿弥陀仏が何を物語っているかというと、他力《たりき》に出遇ったということなのです。阿弥陀、無量寿《むりょうじゅ》、すなわち他力ですね。自力の修行で死を超えていけると思ってやってきた。第七番目が来て、もうこれは自分にはできませんと言って頭を下げた。そうしたら他力に出遇ったのです。韋提希夫人はそういう出遇いに、第七華座観で気づかれたんですね。

その他力に出遇ったというのを、経典ですから象徴的表現で、空中に阿弥陀仏が住立《じゅりゅう》しているという表現で示されているわけです。つまり先程の孫悟空に対する仏の大きな手と同じ表現ですね。誕生も思いを超えたもの、死も思いを超えたもの、日々の営みも思いを超えたもの。思いを超えた大きな仏のみ手の中にいた。仏のはたらきの中に生かされていた。他力に出遇ったということなのです。

◆『観無量寿経』の主題は定善と散善？

その次にお釈迦さまは、さらに未来の衆生のために、それができなかったら、と言って説法を続けられました。未来の衆生とは我々のことです。「定善《じょうぜん》」の残りと、そして今度は「散善《さんぜん》」を説かれます。

人間を上品上生《ぼんしょう》、上品中生、上品下生、中品上生、中品中生、中品下生、下品上生、下品中生、下品下生と九通りに分類して、そしてそれぞれ徳目を決めて「廃悪修善《はいあくしゅぜん》」、悪を廃して善を修する、悪いことをやめてよいことをしましょうというお説法をなさったのです。どういう徳目があるかと申しますと、一つには「父母孝養《ぶもきょうよう》」、親孝行をしましょう。また「奉事師長《ぶじしちょう》」、先生にちゃんと仕えましょう。あるいは「慈心不殺《じしんふせつ》」、慈しみの心をもって殺生をしないでおきましょう。「修十善業《しゅじゅうぜんごう》」、つまり殺生、偸盗《ちゅうとう》、邪婬《じゃいん》、妄語《もうご》、両舌《りょうぜつ》、悪口《あっく》、綺語《きご》、貪欲《とんよく》、瞋恚《しんに》、愚癡《ぐち》の十悪を離れましょう。こういう徳目をずっと守りなさいということです。

ところがこの『観無量寿経』は、なぜかいちばん最後に、「汝好くこの語《ことば》を持《たも》て。この語《ことば》を持《たも》てというは、すなわち無量寿仏の名《みな》を持《たも》てとなり」とお念仏《ねんぶつ》をおすすめになって終わっています。

『観無量寿経』は、中国ではいろいろな学者によって研究されました。隋《ずい》の終わりから唐《とう》の初めにかけて、当時の中国でいちばんよく研究された経典だといってもいいと思います。浄影寺慧遠《じょうようじえおん》、嘉祥《かしょう》大師吉蔵《きちぞう》、天台大師智顗《ちぎ》という当時の一級の学者が『観無量寿経』の注釈書『観経疏《かんぎょうしょ》』をお書きになっています。

ところがそういう方たちはみんな、この最初のストーリーである王舎城の悲劇は、じつはお釈迦さまが定善、散善を説くためのご縁作りの芝居だったのだとおっしゃるわけです。お釈迦さまにこの定善、散善のお説法をしていただくための芝居を打ったのだと。ですから登場人物はみんな本当は仏さまであると解釈したのです。

「定善」は、心を純粋にもつことによって苦難を超えていくという修行方法。それができない人は「散善」、悪を廃して、善を修する。この経典は定善、散善が主題の経典だというふうに『観無量寿経』を解釈したのです。

隋の終わりから唐の初めに出た素晴らしい学者に、善導《ぜんどう》大師という方がおられます。善導大師は、浄土宗や浄土真宗の方はよくご存じだと思います。「善導独明仏正意《どくみょうぶっしょうい》」といって『正信偈《しょうしんげ》』にも出てまいります。法然上人《ほうねんしょうにん》は「偏依《へんね》善導一師」、ひとえに善導大師に依《よ》るのですよとおっしゃいます。

その善導大師がこの解釈に対していくつか疑問をもたれました。どういう疑問かと申しますと、『観無量寿経』の悲劇を説かれた個所で、お釈迦さまは韋提希夫人に対して「汝《なんじ》は是れ凡夫《ぼんぶ》なり。心想羸劣《るいれつ》にして遠く天眼《てんげん》を観ること能《あた》わず」、あんたは凡夫だ、心が散り乱れて先が見通せない人だとおっしゃっている部分があるのです。それまでの学者たちは仏たちがこういう芝居を打っていたのだと言っているけれども、お釈迦さまははっきりと「あんたは凡夫だよ」と言っているではないか、と善導大師はいうわけです。

もう一つの疑問は、もし定善、散善をこの経典の主題として説いているのであれば、お経の最後の部分を流通分《るづうぶん》というのですが、その流通分でなぜ定善、散善のことを言わないで、逆の立場の念仏のことが言われているのかということです。

◆韋提希夫人は悩める凡夫だった

善導大師はすごい人です。この二つの問題点に対してじつに見事に解釈されました。どう解釈されたかと申しますと、まずこの登場人物は仏さまの化身ではない、お釈迦さまが凡夫とおっしゃっているのだからみんな本当に凡夫なのだ。そして実際に親を殺すというような悲劇があったのだ、と。

二〇〇一年の六月、ネパールでも、国王の弟が国王一家を皆殺しにして自分が国王になりました。そういうことがインドの古代国家では昔からあったわけです。この韋提希夫人はまさしく今、死に直面し、死の苦しみをどう超えていけばいいかという悩みを持った一人の悩める凡夫である、と。

ではその悩める凡夫の韋提希夫人に対して、お釈迦さまはどうして定善とか散善とかという難しい修行方法を説かれたのか。善導大師のその解釈が面白いのです。「上《かみ》よりこの方、定散両門の益《やく》を説くといえども、仏の本願の意《こころ》を望まんには、衆生をして一向に専《もっぱ》ら弥陀仏の名《みな》を称せしむるにあり」。『大無量寿経《だいむりょうじゅきょう》』の本願の立場で解釈すると、凡夫であるがゆえにあえて「どうだ、やれますか。やれるならやってごらんなさい」といって難しい修行方法を説いたのだ、と。

凡夫だからできないのです。途中でギブアップするわけです。『歎異抄《たんにしょう》』の言葉でいえば、「いずれの行《ぎょう》もおよびがたき身」「いずれの行もおよびがたき身」という自力無効の自覚ですね。「いずれの行もおよびがたき身」という自覚をしたら、お念仏しか残らないではないですか。「難しい修行をしなくても、お念仏でいいんですよ」ということにつながるのです。

みんな自分のことを過信して自分は賢いと思っているものですから、その難しい修行ができると思っているのです。やれるつもりなんですけれど、できっこないんです。だからまさしく韋提希夫人は凡夫なんですね。しかしこの人がいてくれたおかげで、みんな救われていくんですよ。凡夫が救われていく道をこうやって示してくれたのですから。

賢くなくても救われるのです。賢い人ほど救われないのかもしれません。凡夫であるがゆえに、あえて難しい修行方法をお説きになった。難行苦行ができますか、できっこないでしょう、と。だったらお念仏によって、その大きな世界に目覚めていくよりほかないではないですか。

◆阿弥陀に自ずと頭が下がる

韋提希夫人は定善十三観の七番目で気がついたのですけれども、我々は鈍感ですからそれでもわかりません。「父母孝養」、「奉事師長」、「慈心不殺」、「修十善業」。皆さんこれできますか？　親孝行しましょう、先生にちゃんと仕えましょう、慈しみをもって殺生しないでおきましょう。前に述べたように十の善い行いをしましょう。できますか？　親鸞聖人《しんらんしょうにん》は「私にはできません」とおっしゃっています。「死に直面した韋提希夫人は、定善、散善ができきっこないという自覚をもって、念仏によって救われていった」というのが親鸞聖人のご解釈なのです。

『歎異抄』というのは、親鸞聖人が「これはできっこない」ということの告白書なのです。「親鸞は父母《ぶも》の孝養《きょうよう》のためとて一返にても念仏申したること、いまだ候《そうら》わず」（第五条）と出てきますね。父母孝養できませんとおっしゃる。「親鸞は弟子一人《いちにん》ももたず候《そうろ》う」（第六条）、弟子一人ももたない。先生に仕えることができないのだから弟子なんかもてっこないでしょうと。「慈悲に聖道《しょうどう》・浄土《じょうど》のかわりめあり。聖道の慈悲というは、ものを憫《あわれ》み悲しみ育むなり。しかれども、思うが如く助け遂《と》ぐること極めてありがたし」（第四条）。憐れみ慈しみ殺生しないという聖道の慈悲なんか自分にはできっこないと。「善人なおもて往生《おうじょう》をとぐ、いわんや悪人をや。（略）煩悩具足《ぼんのうぐそく》のわれらは、いずれの行《ぎょう》にても、生死《しょうじ》をはなるることあるべからざるをあわれみたまいて……」（第三条）。この「できっこない」という告白が『歎異抄』なのです。「いずれの行もおよびがたき身」（第二条）には念仏しかない、と。

では、その「念仏」、「南無阿弥陀仏《なむあみだぶつ》」とは何なのでしょうか。「南無」というのは「ナモウ」とか「ナマス」というサンスクリット語です。インドの人は今でも「ナマステー」と言って挨拶しますね。これは〝頭が下がる〟という意味です。

〝頭が下がる〟というのは、頭を下げるんではないんですよ。〝頭が下がる〟のと〝頭を下げる〟というのは大きな違いです。〝頭を下げる〟というのは、下心があって下げる。「ご利益がありますように」とか、「いいことがありますように」とか、あるいは体裁で「隣の人も下げているから私も下げましょう」と頭を下げる。

〝頭が下がる〟というのは自ずと頭が下がるのです。何に対してか。仰ぐべきものに対してです。仰ぐべきもの、阿弥陀ですね。アミダもインドの言葉です。中国で無量寿《むりょうじゅ》と訳されました。あるいは無量光《むりょうこう》、不可思議光《ふかしぎこう》。思議すべからず、思議を超えたもの、思いを超えたもの、ということです。

この「思いを超えた」ということが賢い人にはわからないのです。凡夫にはわかる。賢い人は全部頭で解決しますから、思いを超えたものがあるということがわからないのです。誕生も思いを超えたもの、死も思いを超えたもの、日々の営みも思いを超えたもの。思いを超えた大きな如来のはたらきに生かされている、思いを超えているから「思議すべからず」というのです。

「阿弥陀」とはそういうことなのです。「阿弥陀」を曇鸞大師が「不可思議光」と訳されたわけです。その思いを超えたものに頭が下がる。思いを超えたものに頭が下がる人こそ本物です。頭が下がった人はみんな自分を愚かだと気づけるのです。

頭が下がらない人はみんな自分が賢いと思っています。なんでも自分で解決がつくと思っているのです。そうすると南無阿弥陀仏というのは文字どおり、思いを超えた阿弥陀に南無する、ですね。無量寿に帰命《きみょう》する、不可思議光に南無する。「帰命無量寿」「南無不可思議光」。これは南無阿弥陀仏を言い換えているわけです。

◆「頑張らなくていいよ」

そういう自己を超えた大きなものに身を委ねたら、それで楽になるんです。助かっていくんです。自分で頑張って、日想観やら、水想観やら、地想観やらと難しい修行をしないでも、そして死を超えないでも、その大きな手の中に生かされているのです。大きな手の中に生かされていたら楽でしょ。気持ちが本当にゆったりできます。だから頑張らないでもいいよと言っているのです。

これはなにも仕事を頑張らないでもいいという話ではありません。徳を積んだり、難しい難行苦行しなくてもいいよというのです。自己を超えた大きな世界、阿弥陀に南無したら、そのまま涅槃寂静の世界へ行けるんですよ、無生無死の世界に目覚めていけるんですよ、と。

念仏で救われるというと、「念仏なんか修行でもないし、あんなもので本当に救われるのか」と思われるかもしれません。「難行苦行したほうがずっと効き目《きめ》がある、救われる」というふうに思われるかもしれません。それはまあできる人はやったらいいと思います。けれども本当の救いというのは、そうではないんですね。むしろ難行苦行をやることによって、成就《じょうじゅ》しないということを知る。定善とか散善というのは、まさしく自分が頑張っても思いどおりにならないという、自分の自我的な思いを破るはたらきをもつものなのです。

例えば、法然上人や親鸞聖人が比叡山で何十年も頑張っていた。けれどもお二人とも比叡山を下りておられます。法然上人は比叡山を下りて、そして京都の東山・吉水《よしみず》（大谷《おおたに》）に草庵を営まれました。親鸞聖人は「建仁辛の酉《けんにんかのとのとり》の暦《れき》、雑行《ぞうぎょう》を棄て本願に帰す」とおっしゃいました。

では比叡山時代の難行苦行が無駄だったのかといったら、無駄とは違いますね。そのおかげで、自分の力ではどうにもならなかったということがわかったわけですから。そういう頑張った歴史があったからこそ、自分の力ではどうにもならない、法然上人のおっしゃっている念仏しかない、という自覚を親鸞聖人はされたわけです。

そうすると比叡山時代というのは、親鸞聖人にとりましては念仏に出遇わせていただく手だて、方便《ほうべん》になり得たものです。定善、散善というのも念仏に出遇う手だて、方便なのです。そのように親鸞聖人は『観無量寿経』を解釈しておられます。

韋提希夫人も、自分で頑張って立派に生涯を全《まっと》うしよう、立派に徳を積んで上手に死のうと思っていた。けれども、それが自力の思いではどうにもならなかった。「いずれの行もおよびがたき身」ということを自覚して、念仏によって無生無死、生死を超えたその世界に出遇ったのです。

その韋提希夫人にみなさん自身をオーバーラップさせて考えてみてください。我々も死を超えるのに、そんな難行苦行をしなくてもいいのですよ。苦行をやれる人はやっていただいたらいいんです。けれども我々は凡夫です。自己を超えた大きな世界、思議を超えた大きなはたらきの中に私たちは生かされているわけですから、その大きなはたらきに身を委ねたら楽なのです。その大きな世界に気がついたら、悠然とあるがままに、あるがままのとおりにこの生涯を尽くしていくことができるのです。そこへ立ったときに私たちの本当の安らぎというものが見出されてくるのではないか、と思うわけです。

そして、この『観無量寿経』では、お釈迦さまは王舎城から耆闍崛山《ぎしゃくっせん》（霊鷲山《りょうじゅせん》）へ戻っていかれたと記されています。そして今度は、耆闍崛山に集まっていた人に阿難《あなん》尊者が、お釈迦さまが韋提希夫人に説かれたことを再説したのです。だからこの経典は一経《いっきょう》両会《りょうえ》といって、一つの経典でありながら二つの会座《えざ》（説法の場）をもっている経典だといわれるのです。

そのことが何を意味しているのか。王舎城での「王宮会《おうぐうえ》」は娑婆《しゃば》、つまり日常の場です。

「耆闍会《ぎしゃえ》」は説法の場、つまり聖なる場です。日常が再び仏法に問い直されてこそ、この日常が方便（法を伝える手だて）の教えになるのです。生活が仏事になるのです。日常を仏法に問い、仏法が日常にはたらいているのです。日常を仏法に問わなければ、王舎城の悲劇もただの出来事にすぎなかったのです。

『観無量寿経』も、死ということを直接課題にして、自分の課題として読み直してみると面白いです。お経って面白いんですよ。それを難しい勉強みたいにしてやりますと、わけがわからなくて嫌になる。眠たくなってくるのです。

課題をもってそういう読み方をしてみると、そこに一つの方向が見えてきます。学ばせていただけるということなのです。

いろいろな方からいただいたお手紙にあったそれぞれの課題が、そういう経典を学ぶと、そこにそれを超えてゆく道があるのだということが見えてくる、あるいはまた、過去にそういう経典によって苦悩を超えてきた歴史があったということがわかるわけです。

仏教の二千数百年という歴史の中には、そのようにして超えてゆかれた先達《せんだつ》がたくさんいらっしゃいます。その先達がこの仏教の確かさを証明しているのではないか、ということを私は思うのです。

悲しみネットワーク
――いのちを支えるビハーラ運動の現場から――

◆「ビハーラ研究会」の活動開始

仏教の立場で生老病死の苦をいかに超えるかを問い、そこから末期患者を支える活動を「ビハーラ運動」と呼んでいます。名古屋におけるその活動の母体が私どもの「死そして生を考える研究会」です。この研究会の活動を振り返ってみたいと思います。

一九八八（昭和六十三）年当時、癌の患者さんだとか、あるいは高齢者の増加について意識が高くなりはじめ、「死」ということが社会問題になりつつありました。

そういう状況の中で、死ということを学際的に問うような研究会をしようということで、医師、看護師、教育者、宗教者に呼びかけて、その人たちに発起人になっていただきました。

当時は、死ということがもっとタブー視されていた時代です。今から二十年ぐらい前です。当時、死はタブー視はされていたのですけれど、少しずつ皆さんが関心を向けはじめた時代でもありました。

市民を対象にした「死そして生を考える研究会」は少し変わった名称の研究会でしたので、いろんな方が関心を寄せてくださいました。毎月の例会には、二～三百人の方が参加されました。当時はテレビもよく取材に来ており、番組をそこで作ったこともありました。そういったことが、社会的には、癌の告知の問題というような形で広がっていきました。

一九九三（平成五）年に、五年間の活動をまとめて冊子を出しております。これは、各新聞が研究会の活動を追っておりましたので、そういった記事とその時の講座の記録を集めたものです。冒頭に綱領を記しています。

死を見つめることは、生を、より充実させることです。
自らの人生を充実させるためにも、

さらに死に直面している人に共感し、ともに死の苦しみを超えていくためにも、死そして生を考えようではありませんか。

というものです。

この会の講座はすべてテープを起こしまして、合計七巻の出版をしております。過去のそういった記録を見ておりますと、いろんな方に発表していただきました。中にはご自身が癌になって今ではすでに亡くなっておられる方など、たくさんの方がご発表くださいました。

名古屋の東別院には以前、「青少年会館」が別院の塀の外にありました。この会館は昭和三十年代にできたものですが、当時、名古屋別院が集団就職で九州などから来られたたくさんの方たちをフォローする教化施設として作ったものです。中ではいろんなサークル活動など、自主的な活動が活発にされていました。それも、昭和三十年代から四十年代、五十年代ぐらいまでは盛んだったのですけれども、それ以後は停滞しておりました。そんな頃、私はこの会館の運営委員を依嘱され、会館活動を再生するために何か考えてくれないかということになりました。その時に一緒に委員をしていた中には、子どもが安心して暮らせる社会づくりを訴え続けた祖父江文宏《そぶえふみひろ》さんもおられました。

そんなことで、この会館に、「老いと病のための心の相談室」をつくりました。私の研究会に来ているメンバーも相談室に協力してもらって、相談室活動を行っておりました。そこでの市民ボランティア向けに六ヵ月間の「デス・カウンセラー養成講座」をつくりました。そこでは医療介護、福祉介護、それからカウンセリング、浄土真宗の教えなどを柱にしました。その記録も出版しております。そして修了された方に老人ホームだとか老人病院などにボランティアとして行ってもらっておりました。そういう中で、私はいろんな方と出会い、いろんな方からいろんな学びをしました。

今日は、そこでいただいたいくつかのお手紙を紹介しながら、お話をすすめたいと思います。

◆寄せられたお手紙から

■ヘルパーの仕事から

最初に静岡県沼津市の方からのお手紙です。

前略ご免ください。

NHKに問い合わせました。教育テレビの「こころの時代」を拝見いたしましてお便りさせていただきました。

私は、五十六歳。現在、伊豆長岡にあります老人病院（片道切符の老人病院とさえ言われています）のヘルパーをしております。

過日患者さんの入浴介助の折、たまたま靴下を脱がそうとして、若干のスロープがある浴室でかがみこんだ折に、ひっくり返って首、腰、肘を負傷してしまいました。現在も入院加療中の身であります。

いまだいつ退院できるともわからない状態ですが、完治したら一日も早く元の仕事に戻りたいと念じております。こうしているあいだも私の近くでは亡くなっていかれる方もおられるわけで、こんなはずではなかったという思いで、私は毎日悩み考えております。私には、もうヘルパーなどできぬ体になってしまったのではないかと……。

その折に、先生の番組を見せていただき共鳴もし、力が湧いてきました。

当病院には身寄りのない方、生活保護を受けておられる方、孤独な方、といろんな方がいらっしゃいます。そんな方が常住で百五十名ぐらいおられ、こんな言い方はつらいのですが、亡くなる順番を待つ日々といっても過言ではないのです。

私が、この病院のヘルパーになったいきさつは、老母が国立病院に入院していたのですが、治療の限界を超えて老人病院に紹介され転院したことによります。

今までのように付き添うことができなくなり、でも再三見舞う私をフリーな人間と思われ、ヘルパーになりませんかと誘われました。それまで調理師として別の病院で働いていたのですが、母を毎日看ることができるならば親孝行にもなる、とその病院のヘルパーになったのです。おかげ様で、私は母を抱きながら亡き父の元へ逝かせることができました。母も美しい顔で皆様に感謝の心をもって逝けました。

私の母のような死は特例中の特例で、ほとんどの方が看取る人もなくモニターを見て処理をするドクターとナースの間で逝かれるのです。人として生まれ、人の親になりながらこんなさみしい死を迎えられる方が末期の水も飲まされず、たぶん嘆き、悲しんで逝かれるのでしょう。

母が亡くなった後、元の調理師の仕事に戻ることを考えましたが、私を心の支えとする患者さんのことを思うと逃げることもできませんでした。今、私は親を看るつもりで一人でも多くの人のお世話をし、その方たちが、ありがとうと言える最期をと願うのです。「終わりよければすべてよし」ということもあります。たった一度でも、ありがとうと言われた方は救われたのだと思います。亡き母が私に、今、歩むべき道を示してくれたと考えています。

老人病院はいまだ医療と福祉の間で揺れております。手が足りないとはいえ、現実の問題としてヘルパーの質の悪さは目にあまります。高齢者の人でも、力がなかったり腰が痛いヘルパーは仕事になりません。また弱者である患者を、忙しいという理由で手荒に扱う、こんな人でもヘルパーである現実は悲しい限りです。動けない人、口もきけない人もみんな人です。人としての主張を何らかの形で示します。それを理解できなければヘルパーはヘルパーではありません。老人に敬意をはらい、労わりの心をもつことができなければヘルパーは務まりません。老人医療の土台はヘルパーの資質の善し悪しにかかっており、それだけにしっかりと教育がされなければならないのです。

高齢化が進む一方、介護する側の教育育成の制度のないのは厚生省の失態ではないでしょうか。

私は、先生たちの行われていることに全面的に共鳴します。

もう重篤になられ、本棟の個室に入られると、モニターを付けられ、排便もなく、口にされるものもなくなるのです。そのような方の下《しも》のお世話をする時には、ただ祈るのみ。「頑張って」と言ってみても、死のゴールへのエールでしかないのです。その部屋を出る時、私は水を含ませて出てくるのですが、私の思いの中に末期の水はきっと差し上げられないだろう、と思う気持ちがそうさせます。

お声も出ないはずの患者さんが、「ありがとう」と申されます。聖なる声とはこのことではないかと思うのです。悲しみを超え、ありがたい歓喜を私は感じ、心の中で手を合わせます。

こんな体験をもった私です。

デス・カウンセラーになるにはどうしたらいいのでしょうか。

お仲間に入れていただくにはどうしたらいいでしょうか。

今も老人病院、療養型の病院というのは、なんら様相は変わっていないわけですね。そういう現実があります。

■身近な人に死が迫って

次は、高知市の方からいただいた手紙です。

突然お便りを差し上げます非礼をお許しくださいませ。

昨日、「こころの時代」を拝見いたしまして、矢も楯もたまらずペンをとってしまいました。私は高知市に住んでおります四十六歳の主婦です。

先日、父が肺癌と肺結核の再発のため、あと数ヵ月のいのちであることを宣告されました。その父に、真実を告知すべきなのかどうかでたいへん悩んでおります。

結論が得られないままに、時間だけはながれてゆきます。かけがえのない時間が無為に過ぎてゆくことに、たとえようのない悲しみを味わっておりました。そんな折に「こころの時代」を見せていただくことができました。

暗闇にひとすじの光明とはこのようなことではないか、と思わず手を合わせてしまいました。

元気な頃、父は「いつ死んでもいい」ということを言ったことがありました。

ところが、先日、呼吸困難のために救急車で病院に運んでいただき、応急処置をうけて楽な状態になりました時、一番はじめに言ったのは「助かった」という言葉でした。万感をこめて言った父のその一言を聞きました時、人間の生命欲のすさまじさを改めて知らされた感がいたしました。

小康を得た今、主治医の先生の善意に満ちたうその病状説明を心から信じ、祖母の十三回忌と母の五十回忌をどうしても自分の手でやりたい。だから、あと六年は生きていたいと「生」に対する意欲をあらわにするようになってまいりました。

　実家の母がメラノーマで四十六歳の若さで亡くなりましたのは昭和三十五年三月、私が十六歳の春でした。死をまえにして言った母の言葉は、「私は、今ほど信心のなかったことを残念に思うことはない。元気だったころに信心をしておくべきだった。本当に申し訳ない」というものでした。幼いころに仏壇に手を合わせることを祖母から教えられておりました私は、この時の母の言葉で、人間にとって信仰がいかに大切なものであるかを、さらに強烈に教えられました。

　そんな母の思いが道を開いてくれたのか、私のような愚かで悪い人間にも、次々と信仰がみ手をさしのべてくださいました。ご縁があって『歎異抄』を読ませていただきました時、母はあの言葉で救われたことを初めて教えられました。

「善人なおもて往生をとぐ、いはんや悪人をや」。母は自身の間違いを知り、心から懺悔したとき、「仏」のみ手がさしのべられ、お救いいただけたと心から信じることができました。

　死が避け難いものである以上、その死をどのように受け容れ、どう超えていくかは、私たち人間の命題であると思います。そこに初めて反省が生まれ、感謝が生まれ、安息が訪れるのではないでしょうか。それがない限りは死はどこまでも恐怖であり、不安であり、知りたくない世界になってしまうのではないでしょうか。

デス・エデュケーションこそ本当に大切な生涯学習であると感動いたしました。

父の残された時間は刻々と短くなりつつあります。奇跡がおこることを念じ、それがかなえられないものならば、どうか安らかな死をお与えくださいと祈ることしかできない自分にどうしようもない苛立ちを覚えます。

先生、今こそ、父を中心にして我が家のデス・エデュケーションの時だと思います。

私は、どのようにすればよいのか、何をどうさせていただければよいのかを是非お教えください。私が父のためにできることは、まだ何かありそうな気がしてなりません。たいへんお忙しい時間を頂戴いたしまして本当に申し訳ありませんでした。

どうかよろしくお導きくださいますよう心よりお願い申し上げます。

■ドナーの気持ちもわかって

次は、愛知県春日井市にお住まいの方からのお手紙です。今度はちょっと長い手紙です。

私は、去る一月十八日に開かれましたセミナー「安楽死、尊厳死を考える」に参加していた者です。先生をはじめ関係者の方々が真摯に取り組んでいらっしゃることや参加者の積極さにすがすがしさを感じ、充実した時を過ごせましたことを感謝しております。

田代先生に、会場でお目にかかったのはこのあいだが初めてですが、最初の出会いは、毎日新聞に書いておられた「布施の心と臓器移植」と題されたコラムでした。

これは、私には大変なインパクトがありました。

と申しますのは、その一年程前から、ある非血縁者から骨髄移植を受けた白血病の患者さんと接触するようになり、移植前から、その方が名古屋での入院、療養を終え、社会復帰されるまでの間、ずうっと見舞い続けていたのです。この一年半に及ぶ関わりの中で、自分では解決できない疑問と悩みが生じ、精神的に苦しんでいた時期だったのです。

私は、大きな不幸を背負った人に対して、事情がどうであれ、健康な者が批判めいたことを言うのは傲慢ではないかという思いがいつもあったために、その患者さんに対し、言いたいことも口に出せず、慰めと励ましに終始してしまうのでした。

そんな時、そのコラムの中で、「つまり、レシピエント（注＊臓器の受け取り手）の心のあり様が問われる。その人の人生観とともに、どこまでドナー側の心がわかっているか、どこまで他の生命の犠牲の上にあることの痛みをもっているかである……」という言葉に会って、それまでの心の重苦しさが一度に取り除かれたように思いました。

私が、心の底で叫びたかったことが、できるならその患者さんにぶつけたかったことが、そのまま代弁されているようで、長い悩みから解かれたような気持ちでした。

批判をもってしまうことに、罪のような意識を感じ、長い間せめぎあっていたのですが、先生に私が感じたことの少しをお話ししたいと思います。

その方は、ドナーが見つからず三千人に及ぶ多くの人々の応援を得て、移植にこぎつけたのでした。私が、知り合ったのも、マスコミに「ドナーを捜している。生きたい！チャンスを与えて！」と呼びかけられたのが発端でした。

ドナーが見つかり、移植もうまくいき、社会復帰へ向かうということで、その方の焦りも不安も十分わかりましたが、不平、不満が絶えないのです。そして、それがどこからくるかというとすべて優位に対する価値観からであることが見えてきました。私は、たいへん残念に思いました。その方を支配しているのは根強いエリート意識なのです（実際、高校も大学も勤務先も一流であることを自慢することがありました）。でも、そのことがその人自身を苦しめてもいるのでした。

例えば、同じ白血病でムーン・フェイスになっている患者さんを、陰でバケモノみたいだと憎悪するように言います。ですから、当然それは自分にも向けられ、後で自分がそのようになると卑下し、暗い表情を作ってしまうのでした。

また、復職においても、病気というハンディのためブルーカラー（その方自身が使われた言葉です）に転落するかもしれないと、私から言わせると本当につまらないことにこだわるエリートでした。現在でもエリートの位置にしがみつくべく余裕がないとあくせくしているのですが、過去に執着するのでした。その悩みはとても人間的なものであると思います。私も、そうなるのかもしれません。

でも、あまりにもったいないと思います。

死の淵まで行って、新しいいのちを得ても、なお彼を支配しているものに縛られ続けるほど、それは頑固なものだと驚きました。

彼は、本当の意味で死に直面していたのでしょうか？

こんな疑問は傲慢にひびくかもしれませんが、他人から骨髄を移植しないと助からない白血病という不幸が、その方にすれば不運に尽きるかもしれませんが、不幸に終わらせないで、それを与えられたものとして、もっと深く人間的なことを問い求めることはできないのだろうかと他人事ながら思い悩みました。

それとなく、相手を傷つけないように気をつけながら、何度かボールを投げてみるのですが、そういうことには関心がないようで、とりあえずは大切な生命を維持する薬と会社でのポジションを得るための資格をとることに心は向けられているようでした。私はその方を見ていて、ある（恵まれているという意味です）ということが、必ずしも人を幸福には導かないと思いました。貧しいものは幸いということもです。

その患者さんと同じ病室にまったく同じ病気で入院している学生がいました。学生といっても高校三年生で入院し、大学入学は決まっていたものの、一度も出て行けないのでした。

家庭の事情もあって、時々しかご両親も見舞いにいらっしゃいませんでしたが、「さみしくありませんか」と聞くと、本当に静かに綺麗な笑顔で、ここにも友だちがいるからと言い、真っすぐに自分を受け入れている姿が、私にはまぶしかったです。

「彼は自分の病名を知らないから可哀相《かわいそう》じゃない？」などとちょっと許し難いことをさっきの患者さんは言うのでしたが、私は、あのような辛《つら》い治療や単調な入院生活の中でも自分を失わず、静けささえもてることに感動しました。

とりとめもなく書いてしまって申し訳ありません。

移植を受けて助かったある患者に関わるうちに、その方の生への対し方に自分の心が曇ってしまうのをどうすることもできずに悶々としておりました時に、先生の胸のすくような言葉に助けられ、一度私の迷いを聞いていただけたらと長い間思っておりました。

今でも、私はどこか自分が間違っているのではないかと思ったりしています。ただ、これだけは言えると思います。私なりに、その患者さんに対して真剣であったということは。だから悲しんだり、不満に思ったり、怒ったりしたのです。価値観の異なる人とのコミュニケーションは難しいこと、自分は無力なことを感じた一つの出来事でした。

何かコメントかご感想のようなものでもいただけると嬉しいのですが。

それでは、このへんでペンを置きます。これからますます「死そして生を考える研究会」が多くの人に広まっていくことをお祈りいたします。

■頑張れコールではない支え

次の手紙は静岡県浜松市の方からのものです。

桜の枝先がまっすぐに冬空に伸びている病院坂に通いはじめて、花吹雪のトンネルを白い心で通り抜け、やがて葉桜の緑が日に日に濃くなり、今はびっしりと空を埋めつくしております。

先日、突然ご面会を申し出まして誠に失礼いたしました。お許しください。

あの日、受付で求めました二冊の本、『死を看取る心と仏教』、『死そして生を考える』（同朋舎出版）を一気に読ませていただきました。

読み進むうちに、〝心が手遅れになる〟といつも気にしていながら他の雑事ばかりに心がとらわれている私に、深い後悔が湧いてまいりました。

特に、平野恵子さん（注＊一七五ページ参照）のお父様、お兄様のお話からは大変な（はっきり何とはわからない）何かに気づかせていただきました。

思い返せば、平成元年十二月、名古屋の東別院で開かれた研究会の公開講座に出会わせていただいていたのです（たまたま別院の他の教室で行われていた講習会に出席すべく出かけていました）。妹の乳癌の再発が前日にわかり、その朝、主治医と押し問答の末、うつろな心で出かけた仕事上の講習会でした。研究会、そして浄土真宗の存在に出会わせていただきながら、私はいったい大切な二年半に何をしていたんでしょうか？

妹の今だけにとらわれ、必死になって。ただ、あの時の出会いは強烈過ぎました。鈴木章子さん（注＊一六二ページ参照）の感動的な生と死。と、同時に妹のこれからの病養の細かい筋書きまで見えて、もう身も心も滅茶苦茶でした。

私ども姉妹は、私が三歳八ヵ月、妹が七ヵ月の時に母を結核で亡くしています。母は二十八歳でした。母方の祖母の手で育てられましたが、母の実家がすぐ家の前だったこともあり、父とも一緒というふうでした。二人はいつもかばい合い協力し合ってまいりました。

特に、母の臨終の時に、「みっちゃんを頼むね」と言った母の言葉が、幼い私の胸に刷り込まれて、それからは、あの子の母であり、姉であり、友でした。幼い日も、青春も、喜びも、悲しみも、互いに結婚してからも運命協同体のごとく。

だから、あの子のいのちを揺るがす病気に対して「治るというなら地の果てまで」という気持ちが優位になってしまいました。でも、もう今となってはどうすることもできません。あの子の苦しみを少しでも楽にしてあげたい。

それには、まず私が変わらなければいけないのでしょう。しかし、今から何ができるか。でも、何とかしてやりたい気持ちでいっぱいです。

どうぞ、お力を貸してください。

勝手なお願いで申し訳ありませんが、何卒よろしくお願いいたします。

あの子（四十五歳）には、夫四十六歳、長女中学三年、次女小学四年。私には夫と高校二年と中学二年の息子と娘があります。

いま妹はほとんどベッドの上の生活ですが、週末には自宅へ外泊しております。

昨日、河村とし子さん（注＊もともとキリスト教徒でしたが熱心な真宗門徒で、癌になりながらそれを受けとめていかれた方）の「癌との闘い――仏に導かれて――」の文章をコピーして渡してまいりました。どういう反応をするか気になります。

「気が向いたら読むからね」と答えていた妹が一気に読んだそうです。

しかし答は、あの方は浄土真宗の勉強を深くしていらっしゃる方であって、何もない私なんかとてもとても……と。

本当は平野さんか鈴木さんのご本を渡すと気づくか、またはまったく駄目になるかと思われますが、どうしても私にも妹の夫にもその勇気がありません。田代先生、何も知識のない私どもにでも少しでもわかるご本や、浜松地区でお話を聞かせていただける方をお教えいただけないでしょうか。

少しでも苦しみを汲みとってやる方法があったらどうぞお教えください。

二年前のあの日から研究会のほうへ出席させていただいていたらと悔やまれてなりません。

という内容でした。それで、お手紙をやり取りしまして、そしていろんな本を紹介させていただきました。その後、私は所用でアメリカへ行っておりました。秋頃に帰ってきましたら、その方から、またこんな手紙が来ました。

刈田の株に新しい茎が伸びて、時が常に移ってゆくさまをしみじみと感じさせてくれます。長い海外へのお出かけ、お帰りなさいませ。さぞお疲れのことと思います。

先生の渡米間際まで、大変ご心配とお手数をおかけいたしまして申し訳ありませんでした。看病の甲斐なく妹は七月二十九日午前零時三十五分お浄土に帰っていきました。享年四十六歳。七月二十四日に誕生日をすませたばかりの四十六歳でした。

先生のお手紙に励まされて、できる限り私が話を聴き、そして、話してやることに心がけました。しかし、急激な病状悪化で、伝えたいことの十分の一も話せないで終わりました。

ただ、四月ごろ、定例研究会のお知らせと一緒に同封していただいた新刊書案内で知った先生の『悲しみからの仏教入門』（法藏館）をただちに求めて、その一冊を妹の夫に渡しておきました。妹の夫も、あの本をしっかり受けとめてくれて、妹に機会あるごとに少しずつ話をしてくれていました。妹は「時々姉さんと主人は同じことを言うわ」と言っておりました。

先生にお手紙を差し上げてから、六月二十九日に医大を退院し、自宅療養に切り換えました。なるべく自然のままにさせてやりたいと思ったし、否、もう病院ではうつ手がありませんと間接的に聞いておりましたので。自宅では何とか自分のことはできうる状態でしたが、七月初め、少しでもみんなと長く一緒にいたいとの願いで、自分で民間薬を取り寄せて服用しました。副作用で顕著な下痢が続き、動けなくなりました。

七月十日過ぎより妹の夫が会社を休んで、付きっきりで介護し、姑と私が援助し、とくに私は医師との連絡にとび回りました。

妹は、私と二人だけになった時、「姉さん、死ぬの恐い」と泣きました。私は、「父さん、母さんのいるお浄土に帰るのだから、阿弥陀さまが守っていてくださるのだから大丈夫だよ。南無阿弥陀仏と称えていけば大丈夫だよ。姉さんもきっと行くから待っててね」と、ともに泣きながら、しっかり話して聞かせました。とても辛い時間でした。

妹は、「わかってるよ、わかってるよ、姉さん！　姉さんが、きっと来ることもわかっているよ。でも、私ができなかった子どもたちのことを全部すませてから来てね。待っているからね」と申しました。そして、「南無阿弥陀仏だね、南無阿弥陀仏だね」と何度も申しました。入れ代わり立ち代わり来る見舞いの方が、「頑張れ、頑張れ、子どもさんが小さいから」と言っている様子を切なく思い、何とかしてやりたいと思っていたところ、妹の夫が、先生の『悲しみからの仏教入門』をたくさん買って来てほしい。そして、身近な人に読んでもらって、頑張れコールではない支えを妹にしてあげたいと言った時は、妹の夫がわかってくれたと心が震えました。ただちに、たくさん求めて身内の方に配りました。

高熱と嘔気、全身の倦怠感と痛みで、夜も眠れなくなった時、本人はホスピス入院を希望しました。以前、友人のお母さんがとっても親切にされてよかったと聞いたから、と言い、友人には自分で電話をし様子を聞きました。

いろいろ聞いた上、友人が「一体誰が入院するの?」「私よ」と、妹が元気を装って言ったので、友だちも大変びっくりされました。ただちに手配をして、七月二十一日、近くの病院のホスピスへ入院させました。

入院してから妹は、ただちにみえたキリスト教の牧師さんに「私は浄土真宗を信じています。南無阿弥陀仏を称えて父母の所へ帰ります」とはっきりとキリストの話を断りました。主治医にも浄土真宗の話、夫のこと、姉である私のことなど長々と話したと後になって聞きました。

落ち着きを見せていたのは、入院二、三日間だけで、その後、肝性の意識混濁が時々見られるようになり、はっきりしたり、ぼんやりしたりの繰り返しでした。

入院後は子どもたち二人と妹の夫、義母、姑、私、その他の人たち六、七名が毎日泊まり込み、つき添いました。子どもたちにも食事の介護、身体の冷却の手伝い、手足をさすったり、着替えを手伝わせたり、最後には、上の子にも便器の手伝いをさせました。

母の最期をしっかりと受けとめてほしいと願いつつ。

七月二十八日夜、あまりに長くなり疲れるからといったん全員を家に帰し、妹の夫と私がつき添った夜、あの子のベッドを囲んで主治医と三人で、あの子の幼い頃の話をし、私たちが見届ける中、あの子は静かに息を引き取りました。

「母と二人分にしては短かったけれど、幸せだったからまあいいか」と、私に宛てた手紙の中に、そんな一言がありました。

私どもはお念仏の存在に気づかせていただいて、まだいくらも経っておりません。そのうえどなたからも直接お話をうかがったこともなく、ただ法藏館へ片っ端から書物を注文しての雑学と独学でした。それも病気の進行に振り回されながら。そんな姉が妹に気遣いながらのちょっと話の繰り返しでは、妹はほとんどわからなかったのではないかと思います。

南無阿弥陀仏を称え、阿弥陀さまに守っていただいて父母のいるお浄土へ帰る。それがすべてでした。何も知らないので、ただただ深くそう思うだけでした。

妹は、あれから死ぬのが恐いと一度も言いませんでした。

同封させていただきましたコピーは妹の夫が妹に宛てた走り書きです。『悲しみからの仏教入門』と一緒にありました。

私たちは若い頃から詩や短歌を作り、二人で批評し合ってきました。これも二人だけの世界でした。

あの子の書いたたくさんの手紙の中から最後のメモ書きなどを同封しました。力をふりしぼって命がけで書いたと思われる私どもの宝物です。

妹は鈴木章子さんや平野恵子さんのような教養もなく、真宗に対する心得も学びもまったくありません。その上、周りの援助もない状況下でしたので、ただお念仏の存在に気づかせていただいたに過ぎません。しかし、それがあの子の大きな力になったのではないかと思っています。

長々としたお手紙で申し訳ありません。

今私は、あの子の死を通して出遇《であ》えた真宗の教えを私がしっかり学びとっていく出発点にしなければならないと思っております。そして、それをあの子の夫や子ども、私の子どもにも伝えていかなければならないのだと感じました。あの子の死後、周りは私が再起不能の状態になるのではないかと心配していたようでしたが、この教えに出遇えたことが、じつは私自身を守ってくれていたのだと気づき、そして、あの子の「また、会おうね」という言葉を何の疑いもなく、信じることのできる自分になっていることに驚きを感じています。

これからできるだけ研究会に参加させていただきたいと思っています。研究会と田代先生の存在が私どもにとってどれだけ大きな力になっていただいたかと感謝の気持ちでいっぱいでございます。本当にありがとうございました。今後ともよろしくお願いいたします。今年は寒さが厳しいと予報が出ております。どうぞ風邪などひかれませんようにお祈りします。

そして、最後に短歌が同封してありました。

限りある　日々かもしれぬ　蝉時雨　聞きつつ子らの　肌着干す我

蝉時雨《せみしぐれ》というのは短いいのちの代表です。

平凡な　暮らしの日々の　ありがたさ　ドラマチックな　ラストはいらぬ

上手に死んだり、カッコよく死ぬ必要はどこにもないんだと。どんな死に方をしてもよし、あるがままでいいのだということですね。「自然法爾《じねんほうに》」です。

この人を　残して逝けぬと　うぬぼれて　堅固な夫の　寝息聞く夜

この癌の人が歌っているのですよ。

あたり前と　思い生き来し　きのうより　たよりなけれど　いとおしき明日

顔を知らぬ　母を思う子の　切なさは　年数えても　赤子のままに

自分は幼い時に母を亡くしている。今、この自分も、また子どもを置いて逝く、そんな気持ちを詠《よ》んでいるのです。

◆苦しみの原因はどこにある

こんなふうにたくさんの方からいろんなお手紙をいただいて、私なりにお返事を書いたり、いろんなご本を紹介したりしました。しかし、そういう中で共通していることがあります。何かと言うと、「思いどおりにならない」という不平不満ですね。そして、「こんなはずではなかった」という虚《むな》しさですね。

先程の骨髄の移植を受けた方も不平不満ばかりでしたね。三千人の人からセレクトして、そして骨髄の移植を受けた方。他から見ていたら、それで十分でしょう。いのちをもらったのだから喜べるはずだろうと思うでしょう。ところが、人間って喜べない。何もその人に限らないと思います。私たちでもそうです、喜べない。

また、介護する人の悩み。そこには手紙をくださった方が、そんな人の面倒をみながらでも自分は生きていかなければならない。そこまでしなければならないのか、ということがありますね。

「世の中には楽しそうに暮らしている人もいるのに私ばっかりこんな目に遭う」、「思いどおりにいかない」と愚痴をこぼすのです。結局思いどおりにならないものですから、こんなことを言うのです。「こんなはずではなかった」と。老人ホームに一歩足を踏み入れたら、そこに入っていらっしゃる方の多くが、「こんなはずではなかった」、「本当の私は家の中心にあって、ここにいるのは仮の私だ、こんなはずではなかった、こんなはずではなかった」と言って亡くなっていくのです。

苦しみの原因というのは、どこにあるのか。では、思いどおりにならないことを、思いどおりにしたら、そうしたら解決するのか。あるいは満足が得られるのかということです。客観的なものの考え方では、足りないところを補っていったら、満足できると頭で思っています。

だから、例えば「六十歳で死ぬのは嫌だ、平均寿命は八十歳なのに。こんなはずではなかった」と言う。それで、延命という形で生命を与えられたとしたらどうなるのでしょうか。奇跡なんか起こるはずがないけれども、もし、万が一奇跡が起こるとして、その延命を勝ち得たらその人はそれで「これでよかった」と言えるのかというと、恐らくどれだけ引き延ばしても、「こんなはずではなかった」と言うでしょう。

現にそうじゃないですか。人生五十年が人生八十年に延びたって、人々は満足するはずがない。あるいは、さっきの白血病の患者さんは、骨髄移植を受けていのちを長らえました。それを他人に言わせれば、それで一命をとりとめてよかったと、もっと感謝すべきだと言うでしょう。ところが、その本人は、何もそれで満足だとは思っていない。もっと私は生きるはずだ。だから、そう思うとおりにならないことを客観的にその欲望を延長して、それで人間の苦しみが超えられるかというと、それはできない。

さっきも言いましたように今の老人ホームを見たらよくわかります。そこは至れり尽くせりですよ。バリアフリー、冷暖房完備、三食昼寝付き、と恵まれた生活空間です。私が住んでいる三重県の山の中の寒くて暗くて不便という生活空間に比べたら、はるかに快適な所に暮らしておられます。それでも満足ができない。じつは、人間の苦しみというのはそこにあるのです。

それを短絡的に考えて、いのちを長らえるために医療器具を開発し、医学を発達させ、延命を与えたら、人間は満足すると思っているのです。しかし、そのように至れり尽くせりの環境を作ったら、それで満足しますか。あるいは、その人に特別の援助をすれば、それで満足するのですか。それで満足すると思っていくらやっても、どこまでやっても人間は満足しない。

私は豊かな生活空間を作ったり、欲望を満たすことを否定はしません。医療の発達も大事ですし、福祉施設の充実も大事ですから。だけど、もう一つ大事なものがあります。そこをちゃんと見据えないと、いくら予算を投入したり、あるいは環境を変えても、人間というものは充足感を得られません。それはなぜかと言うと、それはこちらの「心の問題」があるからなのです。

心というと、それは宗教になるからといって、行政はかかわらないことにします。けれども、実際には心の問題に取り組まないものだから、病院に入っている人がどこまでいっても不平不満で一生を終わってしまうのです。

心の問題といいましたが、それはじつは自分の価値観をひっくり返していくということなんです。自分の価値観をひっくり返す、それを宗教といいます。でも、私が言っているのは皆さんの考える宗教ではないかもしれないですよ。普通のご利益信仰とは違いますから。本来的な宗教です。

行政が、そういった私たちの活動を敬遠するのは、宗教活動だからというのが理由です。しかし、それは行政の側が変なご利益信仰を宗教だと思っているからです。そういう目で見ているからです。私たちのやっているのは、言うなれば哲学といってもいいものです。本来の哲学です。

◆プラス・マイナスの価値観を砕く

この価値観の転換をどこでするのか。

私たちは、「思いどおりにならない」とか、「こんなはずではなかった」と言います。それはある種の自分の都合に基づく価値観をもっているからなのです。どういう価値観かというと生はプラス、死はマイナス。長いいのちがよくて、短いいのちは駄目。若いものはよくて老いているのは駄目だと。そういう価値観をもっているのです。

生はプラス、死はマイナス。だから、死を排除する。そんなことを思っていたら、死は敗北になりますから、死は避けるべきものになるのですね。

若いものはよくて、老いていくのは駄目。だから、年とっていくと思うようにならないものですから、「こんなはずではなかった」と言うのです。

私たちは事実に苦しんでいるのではなくて、我々のもっているそういう価値観に自分が苦しめられているのです。生はプラス、死はマイナスとか、延命がよくて、短いいのちが駄目なんて、勝手に思っているだけなのです。我々はあたかも常識的にそう思っています。誰が生はプラス、死はマイナスと決めたのですか。誰が長いいのちがよくて、短いいのちは駄目だと決めたのですか。誰が若いのがよくて、老いていくのは駄目だと決めたのですか。

誰も決めていないんですよ。勝手に自分で思っているだけじゃないですか。どうして若いものがよくて、老いていくのが駄目なのですか。そういう我々がもっている価値観、物差しを変えていかないといけないのです。

ところが、その価値観というのは、これはなかなか変わらないものです。

でも、その変わるきっかけがあるのです、価値観が変わるきっかけが。それは何かというと死を見つめることなのです。生はプラス、死はマイナスと我々は言っていますね。けれども、死を見つめたらどうですか。自分も死ぬ、とわかるのです。事実を見ると死も事実なのです。老いて当たり前なのです。誕生の瞬間から着々と老いてゆく身なのです。無《む》常《じょう》なのです。

病も一緒なのです。無常なのですから、健康な時ばっかりではない。病んで当たり前だと気がついたら、それを引き受けられます。お医者さんに向かっていくことができます。健康が当たり前なのに、どうして私がこんな病気になるのだと思っているから病の苦しみがあるのです。

いくらそんなことを思っていても始まらない。健康がプラスで病がマイナスと思っている私が病んでいるその事実を見たときに、やはり病んで当たり前だと気がついて、その事実を受け入れられる。その事実を見つめたときに、自分のもっていた物差しが砕けていくのです。

若いのが当たり前だと思っているのだけれど、白髪ができ皺《しわ》ができているこの事実を見たとき、それが砕かれ、老いて当たり前だと言えたときに、老いが引き受けられるのです。

死も同じです。生はプラス、死はマイナスと思っている。けれども、死を見つめると生が見えてくるのです。身近な人の死を見て「自分の死」を考える。自分の死でないといけないのです。人の死はモノなのです。三人称でなくて、一人称の死でないとモノとなってしまうのです。身近な人の死を見つめれば、それはより自分のこととして考えられます。死んで当たり前だと。

ところが、生はプラス、死はマイナスという価値観に立って死の苦しみを超えようとすれば延命より他にないわけです。その物差しにとらわれている限り、いくら延命をしても満足は得られません。

しかし死の事実を見つめたときには、プラスとかマイナスという価値観が全部砕かれていきます。そういう事実から逆に、こういう価値観をもっている我々が、教えられることがあります。

生はプラス、死はマイナスだと思っている我々が自分の死を見つめ、自分も死すべき身だと思ったときに、それが砕かれるのです。それを、プラスとかマイナスとか言っても始まらないんですね。生もあれば死もあるのです。生も死もライフサイクルの一つです。何もそれにプラスとかマイナスとかいう価値づけをする必要はどこにもないのです。自然のことなのです。自然のままなのですよ。我々の存在も自然です。死も自然なのです。病気になるのも自然なのです。

その自然というのは思いどおりにならないものです。自然というのはもともと思いどおりにならないのです。思いどおりになったら自然とは言わないのです。思いどおりにならないものを思いどおりになると思っているものだから、こうやって苦しまなければならないのです。

思いどおりにならないものは思いどおりにならなくていいのです。「自然」に任せておけばいいんです。「自然のまま」に生きたらいいのです。これが東洋の考え方です。

そこへ我々が勝手に変な価値づけをするものだから苦しまなければならないのです。この物差しをもって、それを延長しようと頑張るのが、自分に対して頑張っていこうとするのが「自力《じりき》」です。「自力諸善《じりきしょぜん》」という言葉があるように、自分の力で、この価値観をもったまま、自分で努力してそれを超えていこうとすることです。

それに対して、自然のままに、自然に乗托《じょうたく》する。この自然というのを「他力《たりき》」というのです。仏の力です。

◆何もかも仏に任せる

二〇〇二年七月二十二日の朝日新聞の夕刊にこういう記事が載っていました。水上勉《みずかみつとむ》さんのインタビュー記事でした。

「やあ、こんな姿になりました」。長野県北御牧村《きたみまきむら》の山荘を訪れると、水上さんは長女蕗子さんに支えられて現れた。身体が弱り、話しかたもゆっくりになったが、冗談を交えての話はいつも通りの水上節だ。

福井県の貧しい家から九歳で京都の禅寺の小僧となった。「まぁーか」「はんにゃ」と、口伝えに般若心経をならった。つらい生活が続いたのと、教団仏教への反発から、八年間の修行の末に還俗《げんぞく》した。修行で得たものは、その後の生活や創作の軸になった。

ご承知のとおり、水上勉さんは若狭の寒村に生まれました。そして、生活も大変だったのです。いろんな苦労話があります。

水上さんは、九歳の時に京都の御所の北にある相国寺《しょうこくじ》という禅寺に入り、そこに八年間、十七歳までいました。お寺を出て、四十八種類の仕事をやりました、と言っておられました。そして、作家になったのです。

推理小説の分野で人気を得たあと、『一休』『良寛』『破鞋』などで、個性の強い禅僧や禅が中国から日本に伝わった歴史を次々と描いた。自力で悟りをえる禅に対する問いかけを含んだ作品だった。

「禅寺の小僧になったのは自分の運です。野良犬のように寺を出たが、宗教や本山に対する抵抗など、その時に抱いたものではありません。その後、考えたことです。いまは他力本願の仏教が、わかりやすい年齢になった。看護婦さんに紙パンツを替えてもらうようになったら、他力本願の生活です」

これは、他人の力をあてにするという意味ではありませんよ。

何もかも仏に任せる「他力」を意識し始めたのは、八九年の『才市』を書いたころからだ。浅原才市《あさはらさいち》は一九三二（昭和七）年に亡くなった島根県の下駄《げた》職人。真宗信者で、「なむあみだぶつ」と唱えながら、つぶやくように出る歌ことばを一万首以上カンナくずに書きつけた。鈴木大拙《すずきだいせつ》が、無学ながら高い宗教的境地の妙好人だと評価した。

この才市さんという人は島根県の温泉津《ゆのつ》という所の人です。近くに安楽寺《あんらくじ》というお寺がありまして、そこへずっとお話を聞きに行っていました。その折に聞いた信仰の味わいをカンナ屑《くず》に書いて残していたのです。それを後に、子どもたちの書き古した残りのノートに書いていました。それが、六十冊ぐらいありました。ところがそれが半分くらい戦火で焼けてしまったのです。

それを鈴木大拙氏が、無学ながら高い宗教的境地の妙好人《みょうこうにん》として評したのです。それこそ名もない田舎の人がソクラテスやカントなどやヨーロッパの哲学者と同じような精神世界を生きていた、と紹介したのです。

そういう真宗の信者を「妙好人」といいます。

水上さんは、大工の父親からカンナくずにひらがなを書いてもらって字を覚えた幼い日を思い出した。心筋梗塞で心臓の働きが落ちたこともあり、「南無阿弥陀仏と預けた方が楽なような気がする」と笑った。

「自力と他力を比べてみたわけではありません。無とか空《くう》とかいうけれど、自力ではわかりませんでした。いまは他人に生命を預けるところから始まる気がします」

他力本願を説いた「歎異抄」や注釈書を読み返すのが楽しみな日々だ。自然にまかせて、共生に至る思想があるという。

「アメリカのブッシュ大統領は善悪二元論を訴えるが、善を続けても世の中には悪になることもある。

そりゃそうでしょう。アメリカのブッシュ大統領（四十三代）の父・ブッシュ大統領（四十一代）は民主主義は正義だと言い、サダム・フセインはアラブは正義だと言って、正義と正義が戦争したのです。人間の考える善悪ではそうなるのです。

仏教では違うのですよ。

大乗の船に乗れば、悪も善も空になると、小さいころに教わった。歎異抄を何度も読んでいると、その理屈がひしひしとわかるようになり、親鸞の思想に寄り添うというか、仲間に入れてくださいという気がします」

つまり、仏教の立場では価値観が転換します。それは、とらわれている物差しを離れるからです。プラスでもないマイナスでもない。有無《うむ》のとらわれを離れるのです。とらわれを離れたら事実に従うしかない。ありのままです。

体力の衰えを補えるのではないかと、七〇代後半からパソコンを学び電脳生活を試みた。網膜剥離《はくり》で左眼は失明したが、拡大鏡で画面の文字を読む。夕食でコップ一杯のビールを楽しんだあと、夜十二時近くまでパソコンに向かう。「ぐみの花」と題して子供時代の思い出を少しずつたぐりよせている。

「他力に向かっているといっても、それで死を迎えられるかというと、そうではない。残っているのは恐怖です。死はいつ来ると、いうてくれないわけです。不確かな、グレーの背景が広がっているようで、とてもこわい。その恐怖すらも預けきることができればいいなと思っています」

「その恐怖すらも預けきることができればいい」。他力に預ける、自然に預けるということですね。つまり、自力というのはその価値観にとらわれたまま、自分で頑張って努力していくことです。だけどそうする限り、どこまで行っても欲望がありますから、永遠に行き着くところがありません。欲は無限ですから、どこまで行っても満たされることはない。それで人間は挫折してしまうのです。その挫折から、今の水上さんの転換があったのです。自力無効ということです。

死は思いもよらず、思いもかけずやってきます。生まれてから今日まで、毎日毎日が思いがけないことの連続です。つまり、誕生も思いを超えたもの、死も思いを超えたもの。生まれてから今日までの営みも、すべてが思いを超えた大きなはたらきの中にあったのです。

それが「他力」です。それに気がついたら一切を「これでよかった」と受け入れられるのです。生もよし、死もよしです。本当の満足があるのです。癌は癌のままで「これでよかった」と引き受けて、よろこんで死んでいける世界です。それが本当の救いです。それが、ビハーラ運動のめざす世界なのです。

未だ生を知らず
――いのちの教育の試み――

◆「いのち」をとりまく環境は

いま日本社会というのは、たいへんな勢いで高齢化社会になっています。そこにはやはり、私たち自身の老いの問題があります。

それからもう一つ、私たちの社会には癌の患者さんが非常に多くなってきています。いま日本人は死亡率の三十パーセント以上が癌で亡くなっていらっしゃるのです。この癌というのは、初期の癌ならばすぐ手術することによって治るわけですけれども、末期癌というのは治りにくいものです。そうしますと、そこにはあと何ヵ月で迎える死ということについて、否応《いやおう》なしに課題が突き付けられるわけです。

あるいはもう一つ、医療の中では臓器移植の問題があります。これは脳死の問題と不離不即のものですけれども、あるいは尊厳死という問題もかかわってきます。

そういう中で人間の「いのち」とはなんだろうか、あるいは「死」とはなんだろうか、そういう問題がたいへん大きな問題として起きてきます。それはブームというふうな形で捉《とら》えられがちですけれども、避けがたき死をどう超えていくかは人間にとって、そのことを課題にするのは当然のことだと思うのです。だから自分の死、自分のいのちをどう見つめていくか、死をどう超えていくかということになると、当然これはブームとかなんとかという問題ではなくて、それぞれが主体的な立場で問うていかなければならない問題なんだと思います。

◆「いのち」をめぐる問題点

日本人がいま「いのち」とか「死」について、どのように思っているかということを考えてみたいと思うのです。

まず第一番目に私たちは、「いのち」をモノのように見ているのではないかという気がします。例えばこれは、私の金沢の友人がある時おっしゃったのですけれども、お子さんが夏休みにお母さんにおねだりをして、カブトムシを買ってもらったそうです。その子はカブトムシを一晩中さわって遊んでいたものですから、翌朝起きたら、そのカブトムシは死んでいたのです。そしたらその子はお母さんに「お母さん、カブトムシの電池が切れたよ」、こう言ったというのです。私たちの小さい頃ですと、カブトムシといえば裏山のごみ捨て場をほじくり出すと出てきたわけなのですけれども、いまではデパートのおもちゃ売場で買う時代なのです。そうしますと、電気仕掛けのおもちゃと、それから生身《なまみ》のいのちをもったカブトムシが同一視される。文字どおりその「いのち」がモノのように見られているわけです。

それはなにも子どもの社会だけではなくて、おとなの社会も同じです。おとなの社会では、人間のいのちを経済の歯車の中へ組み込んでしまったわけです。ですからロボットでやるとコストはこれだけだ、人間でやるとコストはどれだけだというかたちで、人間を貨幣経済の中で見てしまっている。そこでは「いのち」の尊さが失われています。

仏教の立場は、釈尊が誕生された時の「天上天下唯我独尊《てんじょうてんがゆいがどくそん》」という言葉が示すように、人間一人ひとりのいのちの尊さということが出発点になっています。そういう視点からも、仏教に問うていく方向があると思います。

それから二番目に、私たちは「死」をタブーにしているのではないか、そういう気がします。例えば四とか九という数字を私たちは忌み嫌います。あるいはお葬式から帰ったあと、塩をまくということをします。これは仏教にはもともとなかったことなのですけれども、もういまでは習俗として定着しています。塩というのは「清めの塩」です。ですから死を不浄なもの、あるいは汚れたものとして見ているわけです。つまりそこには死というものをタブーにして、できるだけ遠くへ追いやっておこう、できるだけ見ないでおこうとする、そういう方向があるわけです。

そういったことと同時に、いまの社会にはもっと問題があると思うのです。私たちの「死そして生を考える研究会」で二十数年間開業医をされているお医者さんが話しておられました。その方は、その二十数年間に死亡診断書を書いたのがわずかに二、三回だったというのです。たいていの方が病院で亡くなるのです。つまり家庭から「死」が遠ざかっているということです。あるいはもう一つには、都会に住んでいますと、生身のいのちというか、自然が失われていることによって、「いのち」「死」に触れる機会が少なくなってきているということも原因しているのではないかと思います。そのことがかえって死の不安をかきたてることになっている。それが、いまのオカルト・ブーム、あるいは占いブームといったものの一つの原因になっているのではないかという気もします。

私の自坊《じぼう》は三重県のいなべ市ですが、そこは今から二十年くらい前まで野辺送《のべおく》りをしていました。私は、初めて村のお葬式に出ました時、大変ショックを覚えました。

その頃この村ではお葬式になりますと、お家で出棺の勤行《ごんぎょう》をします。そして親類の方、縁者の方がそのお棺を朱色の台車に乗せまして、お墓までみんなで列をなしていくのです。ほかの人たちは、沿道からそのお葬式の列を見送ります。そしてお墓へまいりますと、まずそこでお葬式のお勤めをします。そのお勤めがすむと、そのお棺はすぐ目の前の石を簡単に積み上げた荼毘《だび》に付す場へと移し、そして喪主の方が火を放つのです。その状況を見ておりますと、私は人間のいのちというものを考えさせられます。

ついこのあいだまでお元気な方が、例えば交通事故でお亡くなりになって、そしていま自分の目の前で白い煙になっている。蓮如《れんにょ》の『御文《おふみ》』に「それ、人間の浮生《ふしょう》なる相をつらつら観ずるに、おおよそはかなきものは、この世の始中終《しちゅうじゅう》、まぼろしのごとくなる一期《いちご》なり」、そして「朝《あした》には紅顔《こうがん》ありて夕べには白骨《はっこつ》となれる身なり」という一文があります。その朝健康な赤ら顔であっても、夕べには白骨となる身なのだという意味です。その野辺送りの状況というのは、まったくこのとおりなのです。

その時に、人間のいのち、私のいのちもこういうものだ。私はいま、それこそ生に執着し、生きることだけに目を向けているけれども、同時にそこには死という問題があるのだ。私のいのちも明日あるともわからないのだ、と。仏教では「出る息、吸うを待たず」と申しますけれども、文字どおり吸った息が出ない間に私のいのちも終えるかもしれない。そのことは『論語』の中に「われ未《いま》だ生を知らず。いずくんぞ死を知らんや」という言葉がありますが、これは対偶命題《たいぐうめいだい》で、「死」が問われてこなければ「生」が見えてこないという意味です。

そういう意味で、私たちはその「死」をタブーにして、生に酔い痴《し》れているのです。けれども、死を見つめたところに、ほんとうの私たちの充実した生き方、在り方が見えてくるのではないか、そういう気がするわけなのです。

私たちは「いのち」をある意味では所有化して、自分のものだと思っています。ところがこのいのちはよくその事実を見つめますと、私たちは自分の意思で生まれてきたわけではないわけです。三歳か四歳になって、自我が芽生えてきたときに、その自我意識の中にいのちを取り込んでしまっているわけなのです。自我以前にすでにいのちが与えられているのです。

これは「死」も同じなのです。死を私たちはなにか、自分の力でどうにかなる、こう思っておりますけれども、自分で死のうと思って死ねるものではないわけでして、死は突然に、あるいは自分の思いとは別にやってくるわけです。自殺があるではないか、こうおっしゃる方があるかもしれませんけれども、自殺といえども、自殺に至るまでのさまざまな原因があるわけです。そのさまざまな原因が思いどおりになるのだったら、自殺する必要はないわけです。そういう意味で言うならば、死もやはり自我の外から私たちにやってくるものなのです。

そうすると、誕生も、それから死も、これは私たちの自我の外からやってきます。それを仏教では「涅槃《ねはん》」とか、あるいは別の言葉でいえば宇宙と言ってもいいのです。その宇宙から、あるいは涅槃から私たちは「いのち」をいただいて、そしてその涅槃、「無量寿《むりょうじゅ》」の世界へ帰っていくという表現でもいいと思いますし、あるいは親鸞聖人の言葉なら「法性《ほっしょう》のみやこ（都）へかえる」と表現してもいいのではないかと思うのです。

このように私たちは、そのいのちを自分の思いどおりになる、つまり「如意《にょい》」というふうに思っていますが、事実を見つめますと、それは自分のものでもないし、自分ではどうにもならない「不如意《ふにょい》」なのです。自分のいのちは如意だ、思いのごとくになるのだ、と思っている。ところが事実は不如意なのです。そのギャップが死の苦しみ、死の不安ということになるのだろうと思います。

仏教がこれまで果たしてきた役割が、あらためて問われてくるわけです。

◆仏教・僧侶の役割を問い直す　ビハーラ運動

仏教といいますと、一般的なイメージとしては、すぐ葬式仏教ということを思い浮かべます。私自身も僧侶ですけれども、僧侶が儀式、葬式あるいは法事といった儀式のみに終始していることが問われてくるわけです。本来的には、「死」を超える、あるいは「いのち」を問い直すことを人々に呼びかけていくのが、僧侶の大事な仕事だと思うのです。そういう中で、あらためていのちを問いつつ、仏教の在り方までも問い直していこうとする運動、それが最近「ビハーラ運動」と呼ばれています。この「ビハーラ」という言葉はサンスクリット語で、僧院とか安息所、つまり「安らかな場所」という意味です。ですから、お寺そのものも広い意味でいえばビハーラということになるわけなのです。

今日ではお寺といいますと、なんだか大きな伽藍があって、人々は入りにくいものですから、むしろ仏教が社会に出ていって、あるいは求められている医療の現場へ行って、そして共に「いのち」あるいは「死」の問題を考えていく、そういう方向の展開が医療側からの問いかけによっていま起きてきたのです。

一九九八年の六月に（旧）厚生省が癌の原則告知という方針を出しました。その問題についても、厚生省の指針の中には、なんら精神的サポートをする対応が含まれていなかったので、私たちは不本意に思っているわけなのです。しかし精神的なサポートをやっていけるのは、これは私は宗教だろうと思うのです。医療の現場ではいま、お医者さんたち、あるいは看護師さんたちが、告知された癌患者さんに対して、あるいは告知そのものも問題なのですけれども、どうしたらいいかたいへん悩んでいらっしゃるわけです。そこへ僧侶たちが加わって、いっしょに患者さんたちの「いのち」とか「死」を超えていく、そういうお手伝いができないか。そして、そういった人たちに対して、なにか相談できる人たち、またはそういうシステムが構築できないか、と私は思っているわけなのです。

例えば私たちの研究会で、癌などの手術を体験なさった方がよくおっしゃっておられます。手術をする前に相談にのってくれる人がいればたいへん助かるのだと。重大な病気のときに、親身になって自分のことを考えてくれる第三者の人がいたらほんとうに心強い。自分に対して多少辛口の忠告をしてくれながらも、お医者さんとの間に立って、いろいろな対応をしてくれたら大変ありがたい、そうおっしゃる方があるわけなのです。

あるいはまた別の方からは、手術の前、つまり死の問題に直面しているときに、訪ねてきたお坊さんに手を握ってもらって、不安がすっとお坊さんのほうへ伝わっていった、というようなことをお聞きして、いよいよ僧侶の役割が私はあらためて問い直されてきたという気がするのです。

◆医療と仏教の一体化　デス・エデュケーション

こういった問題は、なにも目新しい問題ではなくて、仏教の展開の中ではずっとあったことなのです。つまりお釈迦さまの教団の中、精舎《しょうじゃ》の中には、無常院あるいは涅槃堂とよばれるもの、さらには仏教の歴史の中では医王院とか施薬院とか秘伝院とよばれるものがありました。つまり医療と仏教が一体になった形で展開してきているのです。日本においてもこれは同じで、古いお寺へまいりますと、そういったお堂が、いまは名前だけですけれども残っています。つまり医療と仏教、宗教というものがやはり一体であったのです。

ところが西洋から西洋医学が入ってきた時に、その技術中心の方向に偏《かたよ》ってしまったのです。しかしもう一度、医療の現場に精神面のお医者さんである僧侶にも入っていただく。

それと同時に、そういったことをいっしょにやっていただけるボランティアを私たちは求めているのです。相談にのってくださる方たち、あるいは親身になっていのちを考えてくださる人たち、そういう人たちを「デス・カウンセラー」と名づけてみました。「デス」という言葉は、死ということを意味するので、大変きつい言葉かもしれないのですが、この言葉の背景には「デス・エデュケーション」ということが必要だと私は思っているのです。デス・エデュケーションと申しますと「死の準備教育」と翻訳されますが、私は「いのちの教育」と翻訳したほうがいいと思います。つまり、いのちを問い直す。死を見つめて、いのちを問い直していく、そういう運動です。それはもちろん差し迫った死を前にした人たちに対するカウンセリングであると同時に、児童の時代から、さらには幼稚園の子どもの時代から「いのち」を考えていけるようなシステムがあればいいのではないかと思うのです。

以前から、お寺では日曜学校ということがなされております。最近は塾通いの子どもたちも多くなって、都会のお寺ではそういうことができなくなってきております。けれども、もう一度そういったものも取り戻していきたい、そういう願いも込めて、「いのちの教育」、「いのちの相談」という意味で、「デス・エデュケーション」あるいは「デス・カウンセラー」といったシステムづくりを夢見ているわけなのです。

◆「いのち」の深さ　長短を超えた満足

私たちは死をマイナス・イメージ、死にゆくことはマイナスだと思っていました。しかし死を通して学ばされること、それはその死を通したところにほんとうの人生がスタートするのだということです。癌で亡くなられた平野恵子さんという方（一七五頁参照）の言葉の中に「死にゆく人の最後の贈り物」という表現があります。死にゆくことが、じつは私たちに生きること、どう生きるかを教えてくれております。

仏教の中には「死」に対して、あるいは「生死」について、二つの見方があります。一つは「分段生死《ぶんだんしょうじ》」。人生を、あるいは寿命を長い短いで測るいのちの見方です。もう一つは「不思議変易生死《ふしぎへんにゃくしょうじ》」です。これはいのちの長い短いではなくて、それを超えたもの、表現のしようがないので、深さとか質とかいった言葉で言い得るものだろうと思います。いのちの深さ、いのちの質といった見方です。

私たちはよく、七十年、八十年と長生きした人に対して、その人生をすばらしい人生だった、大往生《だいおうじょう》だったと申します。しかし七十年、八十年あるいは九十年生きた人の人生がほんとうに大往生だったのでしょうか。例えば二十一歳で亡くなった人、あるいは平野恵子さんのように四十歳前後で亡くなられた方たちが、じつは「私の人生はすばらしいものだった。満足だった」とおっしゃって亡くなっておられるわけです。

　そうしますと、いのちというのは決して長い短いで計れるものではないのです。長短を超えた世界、それを仏教では不思議変易生死と申します。サンスクリット語の「不思議」という言葉には、「与えられた」という意味があります。さらに「変易」とは普遍のいのち。つまり長い短いを超えて普遍に与えられたところのいのち、という意味です。そこに立ったとき、はじめて私たちはすばらしい人生だった、あるいは満足した人生だったと言えることができるのではないでしょうか。

　つまり生きているときに死の問題を解決する、そこからほんとうの人生がスタートする。死後ではなくて生きているいま、そのいのちに目覚め、そしていのちのとらわれを離れる。さきほど申しました長い短いという物差しにとらわれたいのちの見方ではなくて、そのとらわれを離れた不思議変易生死の立場、つまり長い短いではなくて、深さ。生きているときにいのちに目覚めたら、そこから深いいのち、深い人生というのが始まるのだ、そこからが見直し人生のスタートである。そういう受け止め方を鎌倉時代の親鸞聖人の教えの中から私たちは学ぶことができます。

　親鸞という方は、いのちに対して非常に鋭く問うておられます。例えば『末燈鈔《まっとうしょう》』という書の中に、「臨終《りんじゅう》まつことなし、来迎《らいこう》たのむことなし」という言葉を述べておられます。それは、生前いくら徳を積み、安楽な死、正念《しょうねん》を得た死を迎えようとしても、どんな死に方をするかはわからない。むしろ生きているときにその問題を超えるところから、ほんとうの意味の人生を見出していこうとするいのちの在り方です。

「臨終まつことなし、来迎たのむことなし」。この言葉は、ある意味では「いのち」や「死」に対するとらわれを離れていくことを示しています。つまり長い短いで計るような価値観ではなくて、むしろそういう価値観を破っていくことです。いのちは永遠である、自分こそは死なないと思っている私たちに、じつは自分は死ぬべき身である、いのちは永遠ではないのだということに目覚めさせ、その事実を見つめることによって、その妄想を破っていく。それが親鸞のいう信心を得るということです。つまり聞信《もんしん》していくことであり、如来《にょらい》に出遇《であ》うことです。

如来、真実に出遇うことによって、死なない、あるいは老いていかないという妄想が破られてくるのです。ありのままに出遇い、いのちは長くてもよし、短くてもよし、そういう世界を親鸞は「自然法爾《じねんほうに》」という言葉で表現しておられます。それはまさしく絶対無限に乗托《じょうたく》して、任せきった姿であります。長くてもよし、短くてもよし、淡々と生きていく、そういう在り方です。

平野恵子さんは「無量寿」という言葉を非常に尊くしておられ、その言葉に学んでおられます。それは私たちがいのちは我が物だと思っている、その思いが如来のはたらきによって破られる。その破られたことによって、普遍のいのち、普遍の世界、いのちは与えられたものであるというところに帰っていった世界なのだろうと思います。平野恵子さんの死は、そういった淡々とした生き方、淡々とした死の迎え方を私たちに教えてくれているような気がしました。

◆すべては与えられたもの

そして平野さんは、長女の由紀乃ちゃんとのことから、そのことをたいへん深く学んでおられました。障害をもつ由紀乃ちゃんを背負いつつ、彼女は何度か自死を決意しておられます。しかしその自らのいのちを断とうとした時に、長男の素行君の「由紀乃ちゃんは、お家のみんなの宝物だもんね」という言葉に救われたとおっしゃっておられました。それは、由紀乃ちゃんのあの寝顔、あのにこやかな姿を見て、自分の力で生きていると言っているけれども決してそうではないのだ。由紀乃ちゃんの姿を見つつ、自分はこうして息をして、あるいはご飯をいただいて生きている、そのことすべてが如来から与えられたものだ、宇宙から与えられたものだというところに気づいておられるわけです。

私たちはともするとそういったものを物差しで計り、その物差しにとらわれて、「増上慢《ぞうじょうまん》」、得意になって喜んだり、「卑下慢《ひげまん》」、つまり落ち込んでしまったりしてしまいます。しかし彼女は由紀乃ちゃんの姿を見て、由紀乃ちゃんの「いのち」に気づかされて、一切が与えられたもの、いただいたものなのだというところに気づいておられます。じつはそういった価値観の転換ということが、恵子さん自身の死という問題の解決にもなっていたのだろうと思います。いのちは長いほどいいのだ、長寿ほどいいのだという価値観、あるいはその物差しが、由紀乃ちゃんとの体験を通して彼女には砕かれているわけなのです。いのちに対する価値観の転換が、彼女に生きること、あるいはその現実を引き受けていく、そういう世界を与えているのだろうと思います。

無量寿、それは私たちの存在のふるさとであると同時に、私たちがあらゆるものをいただく世界であろうと思います。生ということもいただきもの、誕生ということもいただきもの、死ということもいただきものです。しかし私たちは、生を好み、死を嫌っています。

これについて明治の先哲《せんてつ》、清澤満之《きよざわまんし》は私たちに、このような言葉を残してくれておりま す。

「生《せい》のみが我等にあらず、死も亦《また》我等なり。我等は生死《しょうじ》を並有《へいゆう》するものなり」
（『絶対他力の大道』）

「死は生の母なり」
（『見聞随載録』）

つまり私たちは日常、生のみに価値を見出し、生のみにプラスの思いをもっています。そして死をマイナスと見ています。しかし満之の言わんとするところは、死を通して、そこにほんとうに生が見えてくるのだ。あるいは充実した人生が始まってくるのだというのちの在り方です。日常われわれは生のみを享楽し、生のみに遊びふけっております。しかしその「生」は、しょせん浮いた生、つまり「浮生《ふしょう》」の人生でしかありません。むしろ死から問われてくる生、そこに私たちの永遠の人生、永遠のいのちの世界に気づかされてくるわけです。

満之は四十一歳の生涯でした。三十歳を過ぎてから結核になりました。当時、結核というのは不治の病です。枕辺に痰壺を置き、それに血を吐きつつ、差し迫る死を目前にしていのちということを問うていたのです。彼が生き得たその結果、彼が目覚めた言葉がいまの「生のみが我等にあらず、死も亦我等なり」という言葉であろうと思います。

私たちはともすると「明日もある、明後日もある……来年もある」と思い、虚《むな》しい人生を生きております。しかし逆に死ということに気がついたときに、明日あるともわからないというところに気がつき、そこから充実したほんとうのいのち、ほんとうの生活が始まるのではないでしょうか。

死にゆく人は自分の身を挺《てい》して、自分の体を通して、残された私たちに生きるということ、いのちということを教えてくれているのではないかという気がします。亡くなった人を見つめているときに、それを見つめてこそはじめて、私たちは自分のいのちの尊さということ、それから自分のいのちというものが決して自分のものではないのだ、与えられたものである、そういうことに気づかされていくわけです。

そうすると死とは、文字どおり「死にゆく人の最後の贈り物」なのです。そこには、人生には何一つ無駄なことがないということが学ばされてきます。そういう意味で「未だ生を知らず、いずくんぞ死を知らんや」、死ということを通して生が見えてくる。死、そして生を目覚めさせていく、そこに本物の人生があるのではないか、と思うわけなのです。

◆真の「大乗」のシステムづくり

ビハーラ運動、あるいはそういったことの必要性を私たちは社会の中で問うていくことがたいへん大事なことだと思います。これまでの仏教は、ややもすると個人の胸のうちで、自分の問題という方向だけで考えてきました。ですから宗教は個人の問題だ、自分一人の問題だというかたちで求められてきたのですけれども、それではもうひとつ本物ではないような気がするわけなのです。

大乗《だいじょう》仏教――この大乗という言葉は、大きな乗り物という意味です。大きな乗り物ということは、大衆の救われる道であるということです。その大衆というのは、社会という言葉で言い換えればいいと思います。社会の人たち、大衆の苦悩を放置していては、大乗仏教という名に恥じるわけです。

ですから鎌倉仏教の祖師たちは、文字どおり「大乗の至極」という言葉を使っているわけなのです。大乗仏教の至極という言葉に恥じないような運動――いのちに目覚めていく、あるいはいのちを超えていく在り方が求められてこなければならないと思うのです。社会的な立場でいのちを考え、死を見つめ、みんなで死を超えていきたい、そういう方向として、「デス・カウンセラー」というシステムづくりを私たちは目指しているわけです。

それはもちろん仏教の立場によって、死を受容し、死を超えていくということなのですけれども、やはりそこにはカウンセリングの一つの技術的な側面、あるいは老人介護、医療介護といった技術的な側面も必要となります。ですからそういうものを交えたかたちを考えています。これからは、やはり在宅介護の患者さんが非常に多くなっていくと思われますので、家庭まで私たち僧侶やデス・カウンセラーが出向いていく支えのネットワーク体制もとっていきたい。と同時に、そのステーションになるような相談室というものを開設したいと思っています。それを私たちは「老いと病のための心の相談室」という名称にしております。デス・カウンセラーの人たちと共にそのステーションに何人かが常駐して、電話相談を受けて、そしてその相談内容によって、時にはご家庭までおもむいたり、あるいは病院へおもむいたり、老人ホームにおもむいたりしていきたいと思っているのです。

その場合、こういった問題というのは、どこかの教団に押しつけたり、あるいは一つのセクトというものにとらわれてはならないと私は思うのです。宗教というのは、教団のためのものではないわけです。一人ひとりの人間のための宗教であるわけです。一人ひとりの人間が、その死を超えていくのにどうしたらいいかと考えたときに、一つには仏教の立場がありますよ、と言い、またある方がキリスト教の立場で考えたいとおっしゃれば、やはり私たちはキリスト教のそういった組織に連絡をして、その人たちにそこへ出向いていただく、というようなネットワークをとっていきたいと思っています。

どこまでも一人ひとりの人が中心になって、その人たちに主体を置いた形でビハーラ活動をやっていきたいと思います。決して一つの教団がそれに向かって上位下達式にしていってても、こういった運動は成功しないし、あるいは広がっていかないと思います。どこまでも、いわゆる草の根的なところから「市民運動」というかたちですすめていきたいと思っているのです。

生死を生きる念仏者たち

Ⅱ　ビハーラ往生伝

心の居場所発見

——苦悩を共有し、ガンを語り合う——

佐々木《ささき》妙子《たえこ》さん（主　婦）

手をあわせる

母のガン
自分のガン
友人のガン
多くの人がガンで逝《い》った
それなのに私はガンから命を与えられている（略）
導かれ　支えられ　生かされているこの命
今　ビハーラに出会わさせていただいたこの命
有り難いほど沢山《たくさん》のものを与えられているこの命（略）

一九八二（昭和五十七）年五月、新聞の読者欄に投稿された「ホスピス」と題する文章がきっかけになって、「北海道・ガンを語る会」が発会した。投稿し、その呼びかけをしたのが、この詩の作者、佐々木妙子さんである。いつか、私がビハーラの講演で北海道を訪れた時、彼女からワープロ打ちの『雪降る夜』と題した一冊の本（後に探究社より『ガンを生きる——雪降る夜——』として改訂出版される）をいただいた。その中にこの詩があった。

彼女は一九三七年、いわゆる北方領土の国後島《くなしり》に生を享《う》けた。幼い頃、父を千島の荒海に奪われ、戦後は島を旧ソ連に奪われ、北海道に移り住んだ。お母さんは、彼女たち姉妹三人を抱えて苦労の連続であった。そのお母さんが五十五歳で癌になった。「これ以上母を苦しめてはいけない」と必死で看病した。告知はしなかった。しかし、その矛盾に悩んだ。そして、とうとうお母さんの最期を迎えた。

「『母さんの苦しんだ分だけ私たちは看病出来て、側にいるだけで幸せでした。母さんごめんなさい、母さんありがとう』と何度も何度も心の中で繰り返していました。

いつの間にか外は雪になっていました。」

と。そして、

雪降る夜　逝《ゆ》きし母は　ほほえみて　いずこへ行かん　苦しみ終えて

と詠《よ》んでいる。

彼女は、

「母の死は同時に私の死であった、と思うほど、母の死後、見るもの聞くものすべてが今までと違って見え、感じられました。」

と言い、道端の一本の草、小さな虫にまでいのちを感じていた。その反面、

「何もかも虚《むな》しくも思えました。」

とも言う。その一年後、今度は彼女自身が乳癌の手術を受けることになった。

佐々木妙子さん

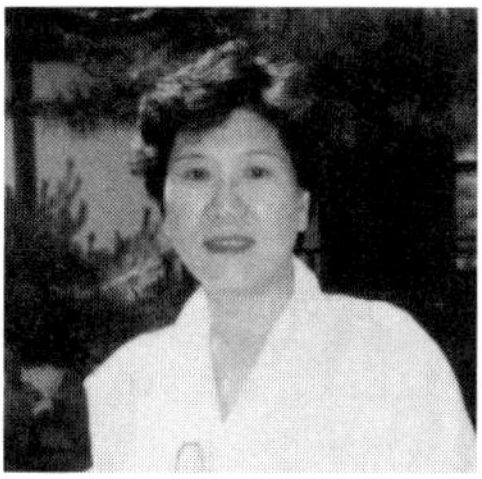

癌患者、家族にとっても癌を語ることにはためらいの気持ちが強い。

「しかし多くのガン患者や家族の人から電話や手紙が寄せられて来て、その苦しい胸の内を知らされた私は、強い責任を感じました。（略）乳ガンの手術をしてから誰にもいえずにいた胸の内を話したり、いつも困っていたパッドのことなどについて同じ体験者の人たちと話しあおうと思いました。」

と、「ガンを語る会」をつくる動機を述べている。

「ガン患者は孤独です。ガンを語りたいと思っても語ることが出来ないのかも知れない。ガン患者、家族、周りの人たち、それぞれが一人で悩まずにガンを語り合うことが出来たなら、支えあうことが出来、少しは心が楽になるのではないか。」

少なくとも、患者と家族が互いに本当のことを知りながら、騙《だま》し合い、そして、信頼関係を失ったままでしらじらしく最期の別れをしなければならないという現実はなんとかしなければならない。同じ癌体験の持ち主は、苦しみも分かち合える。苦悩を共有できるし、癌についての情報交換もできる。「わかってくれる人」がいることが何よりも支えになるし、心の〝居場所〟ができる。


以前に、彼女はカウンセラーの講座に通っていた。そして、そこで偶然『歎異抄《たんにしょう》』の言葉に出会っていた。『歎異抄』の入門書を買い求め、必死に読んだ。そんな経験があった。その後、「語る会」でいのちを問いつつも、どこかに「虚しさ」があった。

「出来る限りの努力をして来たつもりでいます。しかしどんなに努力しても、努力すればするほど、全部の人とは心を通わすことは出来ませんでした。」

と言っている。

『歎異抄』を思い起こした彼女は、

「それまでの、自分が、自分が、という『自力《じりき》』の生き方の上に、『他力《たりき》』の世界が広がって来て、私を縛《しば》っていた強い我執から解《と》き放《はな》される思いでした。そしてそれは、間違いなく気づかせて貰ったのだと思った時、それまでの、〝自分が〟という生き方を含めた総《すべ》てが、『絶対の他力』の中の出来事なのだ、と知らされたのです。」

と、初めての宗教との出会いを述べている。

そして、同じ頃、『聖書』にも出会っている。

「絶対的存在を信じ、その愛に救われた時、私は少し謙虚になり、少しは人を愛することも出来そうな気がします。」

と述べている。そしてビハーラ運動にかかわりはじめた。乳癌体験のため一息いれている彼女であるが、やがて死との決定的出会いが訪れる。彼女の宗教観はもっと深くなっていくことだろう。

他力に目覚め、本願の終バスに

――癌……死に親しみ――

阿部《あべ》幸子《さちこ》さん
（大学教授）

京都の母校へ「生と死」をテーマにした講座の集中講義にでかけた時、知り合いの先生から、一冊の本をいただいた。『生命をみつめる――進行癌の患者として――』（探究社）と題された岡山大学教授、阿部幸子さんの本であった。懐かしい名前であった。なぜなら彼女はかつて私の母校でも教鞭《きょうべん》をとっていたからである。彼女がいつか、私たちの「死そして生を考える研究会」のことを話題にしていたとその友人の先生から聞いた。彼女の専門は確か英文学であった。あの先生が今、癌に……。驚きとともに「この本の中にはきっと深い思索があるはずだ」との大きな期待をいだいた。

彼女は、一九三一（昭和六）年の生まれである。ヘミングウェイやE・M・フォスターなどの研究をし、京都大学の大学院を修了し、結婚してからもずっといくつかの大学を移籍しながら研究を続けていた。一九八九（平成元）年、岡山大学に教授として赴任した直後に大腸癌であることがわかった。癌との「出会い」を彼女は次のように記している。

「癌と最初に出会った時、人々は大きな衝撃を受け、病気を否定しようと自分自身に対し取り引きすると聞いていた。絶望し、自殺を考える人すらあると聞いていた。が、私の反応は異なっていた。一瞬、大気の温もりが肌に感じられなくなり、目前に迫ってきた人生の困難に圧倒されかけただけである。」

そして、続いて、

「癌とは私にとって一つの新しい体験である。しばらく平和だった私の人生に、激動の時が訪れたのだ。病気を持った己自身との対決は今まで自分でも気付いていなかった秘められた心の内面を自覚させることになるかも知れないし、人生や死について深く考える時間を恵むのかも知れぬ。とにかく、失望したり悲しんだりするゆとりはない筈だ。」

と言っている。

論理的な思考を好み、英国文化に親しんでいた彼女は、自分を客観的に見ることのできる人であった。告知を受ける前に自分で診断し、医師からの説明は、その確認であった。

何よりも彼女は、医師からの正しい情報とデータを求めた。それが自分のあらゆる行動の基礎になるからという。事実、彼女は三度目の入院の後に、

「まだ少しは生きられると考えた私は、もう一冊専門書を書こうと思うようになった。」

と記している。そして四百字原稿用紙二百枚を書き、東京の出版社

阿部幸子さん

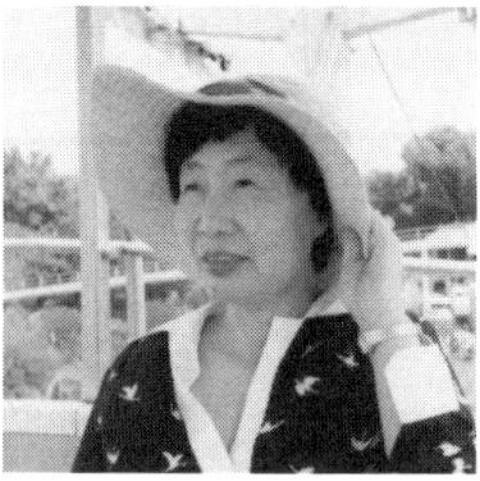

から共著を出している。彼女は、

「ものを書くという行為は、私にとって一つの重要な精神的セラピイになっている。」

と言っていたが、それは同時に人生についての深い問いかけとなる。

彼女の「癌死を望む」という短文の中に、

「文字通り生の中に死を見つめながら毎日を送っているわけだ。何故、生きながら死を見つめることが絶望に結びつかないのか。その答は単純明快だ、生の実相とは、死があってこそ生が豊かになるという前提によって支えられている。生は死の反対概念であって同時に反対概念ではない。少々矛盾した表現かも知れないが、常に死を念頭に置きつつ生きることは真実の生命を生きることになるのである。」

と述べ、旅路の果てに死があるのではなく、ここに控えている死が、生命の一瞬一瞬を

生きよと常に指示し、「立体的生」、ダイナミックな「躍動的生命」を生きることになると言う。
　そんな彼女も、癌になる前は死が怖かった。自分だけは例外であるといった気持ちがあ
った、と正直に述べている。しかし、動かせない体を横たえ、
「癌を生きる日々を通じて死はだんだん親しみ深いものに変えられていく、〝もう時間が来
たよ〟と、死に手を取られても、〝君はずっと私の友達だったね〟と微笑が返せそうである。
分かり易く言い直すと死を見つめて生きる延命の日々を与えられたために、私には生の
本当の意味が分ったように思われるのだ。（略）総ての難問に自ずと解決が与えられたよ
うな心境の日々……。」
になれたと綴っている。彼女にとって生と死は光と影と捉《とら》えられている。病床から見え
る町のネオンを見ながら、かつて旅したラスベガスに心を馳《は》せている。闇があるから光が
あり、光があるから闇がわかると実感し、その対立する概念の同一性の思索経験を思い出
している。光と闇から生死《しょうじ》一如《いちにょ》を実感しているのである。
　彼女の最後の思索は、「死を前にして思うこと」である。その中で彼女は、
「癌になる前は自分の力で生きているのだと自信過剰な私であった。人生の困難に直面

しても、脱出路を見出すことも出来たし、様々の情況に柔軟に反応する能力もある。まあまあの自分であると思っていた。」

「癌に直面した私は、病という人生上の困難が、同じ困難ではあっても、未知なものである事に気付いた、進行癌のすぐ向こうに死が控えているのだから。（略）それまで、ただひたすら己の信じる道を歩き続けて来たのだが、立ち停まらざるを得なかった。立ち停まって考えこんだのである。先ず第一に心に浮かんだ疑問は、これまでの人生を本当に自分だけの力で生きてきたかどうかということであった。〝違う〟という解答がすぐ浮かび上がった。〝他力《たりき》によって生かされて来たのだ〟と。何故今までこんな単純な真理に目を閉じていたのだろうか。自力で出来ぬことは何一つないという慢心が心の目を盲目にさせていたのだとしか思えない。気が付くのが遅過ぎたと思うと同時に気付かぬまま死ぬより良かったのではないかと、自らを慰めた。やっとの思いで、終バスに乗車出来たのである。

このささやかな一生の旅路をここまで歩いて来ることが出来たのは、数限りない多くの人々に助けられて来たからである。亡き父の愛、恩師の助け、友人達の支え……。」

と述べている。

彼女は、自力の無効を知り、他力に目覚め、本願のバスにのって一九九一年十二月、浄《じょう》土《ど》へ還《かえ》っていかれたのである。

この地獄をなんとかして

――半身不随の苦中から――

向坊《むかいぼう》弘道《ひろみち》さん
（会社代表）

順風満帆の生活から、生死の境をさまよい、一命はとりとめたものの、どうしてこんな生活を……と、人生を呪《のろ》う人も多い。一九五九（昭和三十四）年、東京大学二年の夏、東京から北九州の実家まで車で帰る途中、地獄の生活に突き落とされた人がいる。今はグリーンライフ研究所・日本の向坊弘道さんである。

彼はその時のことを、手記『よみがえる人生』（樹心社）の中で、

「自分の家が右手にわずかに見えたので、あと五百メートルくらいかな、と思ったとき、ふと正面を見ると愛車は前を走るバスに接近しすぎていました。あわてて急ブレーキをかけたものの長距離の旅行で傷んだ車は片ブレーキになっていて、あっという間に反対車線を飛び越えて谷底に横転しました。」

と思い起こしている。

そして、三十九度の熱が続き、体は麻痺《まひ》し、とうとう食事、入浴、排便、排尿まで、有望なエリートが一瞬のうちにすべて人の手を借りないと生きていけないという絶望的な状態に陥ってしまった。だれもが将来のことを語ろうとせず、

「みんな僕を遠巻きにして眺めているだけでした。」

彼は叫んでいる。

「世の中に神も仏もあるものか、そんなものがあればこんなに苦しむはずがない、誰か何とかしてくれ、この地獄をなんとかしてくれ、死にたい、死にたい、死んだほうがよっぽどましだ！」

と。それに対して、彼の父の言葉は、「弘道、おまえは生きているだけで十分だ。（略）おまえの体が動くか動かないか、それはおれたちには大きな問題ではない。生きるんだ、生きつづけるんだ！」と。

彼はそんな中で、近所の住職から数十ページの上田義文（名古屋大学の印度哲学・仏教学の元教授）著の『仏教をどう理解するか』という小冊子をもらった。

「それを読んだ私は何か電撃を受けたようなショックを感じました。

というのは、そのパンフレットには〝仏陀《ぶっだ》〟という言葉の語源は、インドの古い言葉で〝知る人〟ということを意味しているということ、そして私の生命は、この世で消えた時に浄土《じょうど》に行くのだということがはっきり書かれてありました。しかも、占いや祈祷《きとう》などをしないようにとありました。」

そして、

「私たちの知恵は暗く、そして無知であり、欲望のために毎日おかしている罪を少しも知ることはできない。」

さらに、

「私の体を何とかなおしてやろうと母が祈祷師の所に入り浸っていたことについても、分からないわけではありませんが、宗教に対する長年の疑問についての本当の回答、つまり仏さまは私たちに一時的な満足感を与えるのではなく、絶対的な真実によって永遠に救うのだという明快な解釈を見いだして大変驚きました。」

幸い上田氏のおかげで彼は正しい仏教理解をすることができた。

また、彼の近くには、いわゆる念仏ばあちゃんがいた。

「最初のうちは、ばあちゃんが顔を見せるのが多少いやでしたが、段々とその深い味わいに耳を傾けるようになっていきました。」

向坊弘道さん

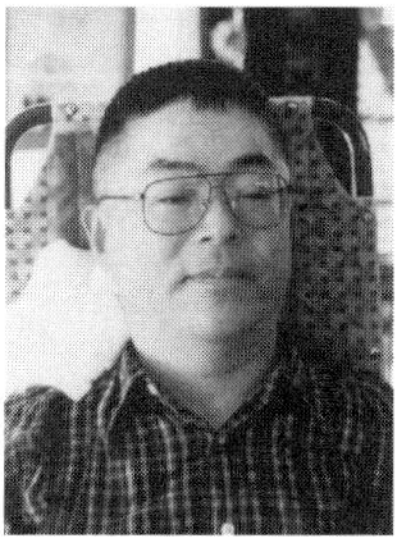

そして、別の人からは、

「教養を身につけるための聞法《もんぼう》なら今のうちにおやめなさい。阿弥陀仏《あみだぶつ》のやるせない親心を百パーセントいただけたら、不幸にして道路に放り出されても感謝のお念仏が出るのですよ。そうなるまで徹底してお聞きなさい。」

と言われ、フンドシの紐《ひも》を締め直したという。

「自分の失敗によって重傷を負い、不自由な体になったのに、母親に愚痴《ぐち》をこぼし、不満をぶっつけて来た卑怯《ひきょう》な自分がなんとなく恥ずかしくなりました。（略）自分中心の考えにとりつかれて、知らないうちに罪を犯していくのが自分の本当の姿だと教えられました。」

そして、

「約十年の長い闘病生活の末に華ひらいた清浄な世界は、これからの人生を導くためにめそめそと泣いている負け犬に強烈な衝撃を与えてくれたのでした。」

と言い、この仏教の学びと、慈愛あふれる父の厳しい言葉によって自立した彼は、海水浴客相手の駐車場を経営し、ついでビル経営も始めた。失敗もあったが、一九八七年にはフィリピンに身障者コロニーを建築した。続いてネパールにも仏教福祉の施設を作って活動を広げた。

苦悩する現代の西洋理論に対して、古くて新しい仏教はますます注目されている。それについて、彼は、仏教の深い教えが、社会制度、イデオロギー、集団行動などを規定せずに個人の心を分析解明し、救済しようとしてきたからだ、という。そして、仏教は一時、個人的なレベルに固執しすぎた時期もあったが、二十一世紀の自由な思考の時代には、集団よりも個人の思想が磐石《ばんじゃく》でなければならない。仏教が新しい時代に最もふさわしいという。

そして、不殺生の思想こそが環境、生命などの問題で現代を救う唯一の理論的根拠になるとも。

雑草までがいとおしい

―がん体験からデス・カウンセラーに―

清水《しみず》重子《しげこ》さん（会社員）

いつだったか「死そして生を考える研究会」の例会の後に、ひとりの女性が一冊の本をくださった。四十代半ばでなんでもテキパキとできるキャリアウーマンという感じがした。そして、その本の表紙には『マンマの記』と書いてあった。マンマとはラテン語の医学用語で乳房という意味である。本の著者は、清水重子さん。その人自身であった。

彼女は、乳癌だったのである。そして、そのしこりの発見から、入院、手術、退院、その後と、不安な日々の折々の思いが綴られていた。

乳癌の手術を終えた退院のくだりにこんな一節があった。

「病院の玄関を出たとたん眩《まぶ》しく輝く風景を見た。病院から家までの間、家が、道路が、街路樹が輝いている。美しいという言葉はあてはまらない。」

病院から家までの景色は見慣れた景色である。入院する時はなんとも思わなかったという。しかし、今、退院する時になって、木々のいのちが輝いて見え、「雑草までがいとおしく思えるのですよ」と言っていた。死ぬほどのめに遭って、彼女は天にも地にもかけがえのない、いのちの貴さに気づいたのである。

彼女は仕事を続けながらも、研究会の例会に必ずやってきた。そして、帰りがけに立ち話で私に自分の病気の経過を言い、「この間の検査、パス。また一年いただきました」などと、とても喜んで言っていた。

時折、彼女は仏教について鋭い質問をしてきた。「ご利益《りやく》って何」「無量寿《むりょうじゅ》って何」「どんな本を読んだらいいの」といった調子である。私が「仏教は自分の都合のいいことを祈るものではないのですよ。そんなことをしたら求めたいものに心が奪われて永遠に満足がなく、どこまでいっても安らげないでしょう。仏教の救いとはそんなことではないの。自分を見つめて心をひるがえすことによって、その苦しい事実を引き受けていける勇気が与えられることなの」などと少し言うと、探求心の強い彼女からは、そういうことはどこに書いてあるの、と返してくる。

その頃、彼女は日記（『(続)マンマの記』として彼女の死後友人が発行）にこんな詩（中村和清作）を引用していた。

あたりまえのこと

……(前略)
ご飯が食べられる
夜になると眠れる　そして　朝がくる
空気が胸一杯すえる
笑える　泣ける　叫ぶことが出来る　走り回れる
みんなあたりまえのこと
こんな素晴らしいことをみんなは喜ばない
ありがたさを知っているのは
それをなくした人達だけ
なぜでしょう
あたりまえのこと

彼女は仏教の教えに出遇って、その境遇をしっかりと受け止めていた。

そんな彼女がどこかにこんなことを書いていた。

「重大な病気の時、親身になって相談できる人があれば嬉しい。第三者ならば、案外冷静に医師の話を聞いたり、病人がわがままになった時は、適当な辛口忠告もしてくれる。また、患者が直接言っては、医師に立腹されるようなことでも、カウンセラーから言ってもらえば、ワンクッションおくため、うまく話すことができる。」

彼女のこの言葉で設立されたのが、今も名古屋の東別院会館で活動している「老いと病のための心の相談室」である。

清水重子さん

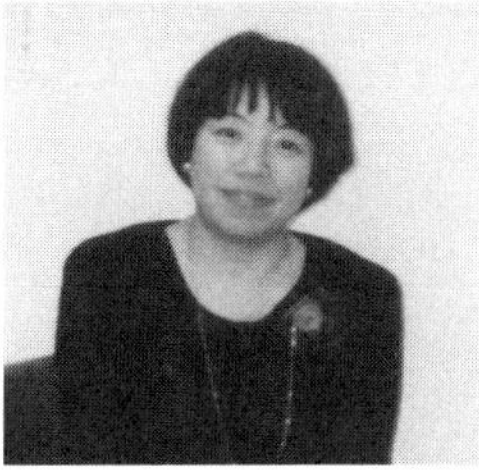

かねてより、私たち「死そして生を考える研究会」は実践的試みを考え、老いと病、そして死を精神的にサポートする心の対話士をデス・カウンセラーと名づけて、その実現を夢見ていた。さっそくボランティアの養成にとりかかった。折しも、名古屋東別院が何かの記念事業で当時の青少年会館の改装を行い、それを機に私にその運営委員の委嘱があった。
さっそく、研究会の企画で青少年会館の事業として実働した。研究会側からの実行委員として、仕事の合間をみて彼女は積極的に動いて

くれた。養成講座は、福祉介護、医療介護、カウンセリング、そして仏教の教えを柱とし、Ⅰ～Ⅱ期、通算六ヵ月十二回の講座を組んだ。もちろん、彼女は第一期生であった。彼女は受講生というよりも、相談をする側の気持ちが最もよくわかっている人であり、時には講師役であった。

その彼女も一九九四（平成六）年一月、ボランティア仲間に見守られてとうとう浄土《じょうど》へ還《かえ》っていった。

腫瘍がなければ本願も無用だった

――現にあるいのちを今に生きる――

柿本《かきもと》謙誠《けんじょう》さん
（僧侶）

私たちの「死そして生を考える研究会」のサポーターに大分県の友人がいた。愛知県尾西市の出身で、「ブッダに学ぶ会」を主宰し、「死の臨床研究会」の世話人などをしていた柿本謙誠さんである。

お寺の次男坊の彼は、自分の好きな人生を選び、神戸商船大学に進んだ。二年生の春、港の倉庫でアルバイト中に、何げなく肩に手を回した指先に得体の知れない硬い固まりがあった。慌てて左側をみたが、そこには何もなかった。彼は、さっそく外科医を訪ねた。医師は首を傾《かし》げて「総合病院へ行くように」といって紹介状を手渡した、という。

その頃、彼の父も肺癌で入院していた。彼は父と同じ病院に行き、神経鞘腫《しょうしゅ》と診断され、さっそく手術を受けた。ところが、手術後にそこが化膿《かのう》し、さらに、再発の不安に晒《さら》された。腫瘍《しゅよう》はまず彼から船員になる夢を奪い、度重なる手術は彼から右腕の機能を奪った。

彼は『小さな自己・大きな世界』（法藏館）の中で、

「その時には父は酸素吸入を受けて死を待つばかりの人間であった。私はそんな父の顔を見る度《たび》に、言いようのない悲しさがこみ上げて来て長く居られなかった。

病棟の廊下の端が非常口になっていて、（略）その扉を出るとすぐ畑との境界になっていた。柵《さく》を抜けると一面に広い畑が広がっていて、私は悲しさがこみあげて来るといつも畑へ行って一人泣いた。」

と述べる。次いで、

「（父は後三ヵ月といわれ）家へ連れて帰ることになった。（略）ストレッチャーに載せられた父は、（略）数人の元気な患者と当直の看護師が涙で目をはらしながら移しかえるのを手伝ってくれた。（略）

見送りの人達、涙をぬぐいながら手を振っていた若い看護師の白い姿が私の脳裡に今も鮮明に焼きついている。

感傷的かも知れないが私はあの時の看護師の涙に救われたように思っている。」

と。やがて訪れるであろう彼自身の未来と重ねていたのであろうか。まもなくお父さん

は亡くなった。そして、

「腫瘍は確実に私の中に居座り、私の主となって私を振り廻すことになった。」

度重なる手術で、ずたずたになった彼が最後に病院を出た時、

「明日・明後日は生きていることを確信できても一年後の自分の姿に対して全く確信できなかった……。」

そのような状態の中で、彼は二つのことに気づいた。

一つは生への執着が、無自覚のうちに被害者意識となり、また、欲望となって彼自身を突き上げ、そして自らの心を著しく険悪なものとし、かつ自暴自棄にさせたという。そのために、彼は人間関係で苦しみ、腫瘍全体が個人的なことにとどまらず、他の人間関係にも及んでしまったという。その時、彼は初めて自分が被害者ではなく、加害者であったと気づく。そして、罪の自覚として「悪人正機《あくにんしょうき》」に出遇えたという。

柿本謙誠さん

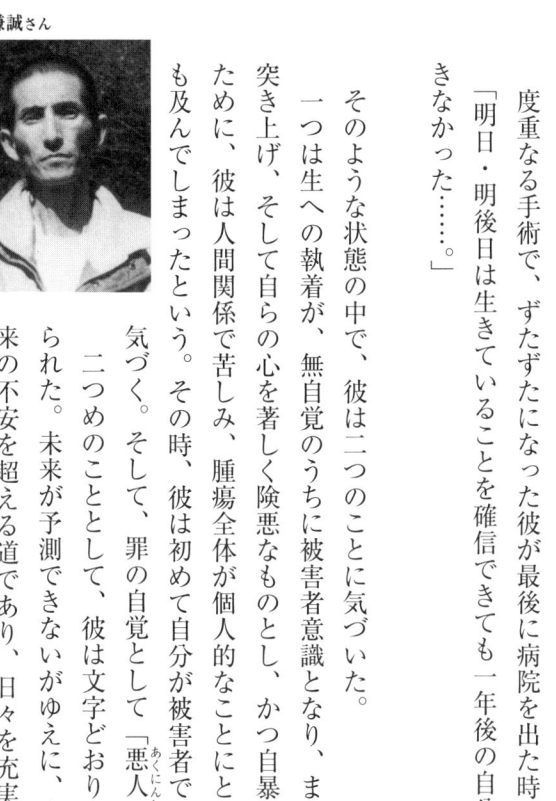

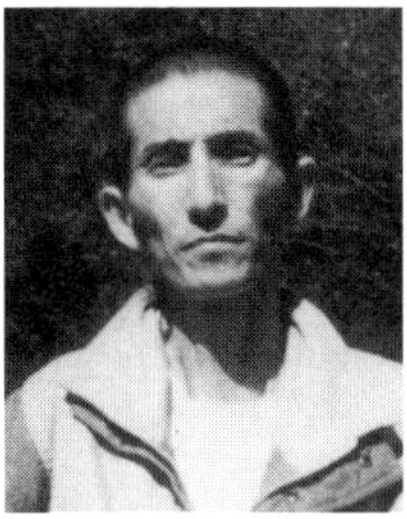

二つめのこととして、彼は文字どおり「今を生きる」ことを教えられた。未来が予測できないがゆえに、今を生きる。そのことが未来の不安を超える道であり、日々を充実させる道であると。また、未来が予測できないがゆえに、今、あるいは今までの存在の尊さ、

有り難さを知らせてくれると。

「私の生は形こそ生であったが内実は病・死そのものであった。（略）たとえ形こそであれ、現にあるいのちを積極的に生きるということはできなかった。それは言い方を換えれば死なないから、あるいは死ねないから生きているという状態であった。」

（「ひとりふたり」4号、法藏館）

かといっても、

「生きている以上何とかして生活をしていかねばならない。」

彼は、翌年四月、大谷大学へ編入した。不純な動機に反して、

「仏教を学ぶうちに、私はこれまでの私の仏教観がいかに誤ったものであったかを知った。そして、私の出会っている仏教がいかに深く偉大なものであるかも知ることができた。」

と述懐する。

「目的も希望も腫瘍のために失っていた私に仏教との出会いは大きな喜びであった。しかし、腫瘍に対する不安はいつもあり、いつも、〈俺の存在を忘れるなよ〉という腫瘍の声を代弁するかのように腫瘍は圧迫した。

以後も腫瘍はそのようにして私の上に君臨することになった。だが、このことはいつし

かこのことであったが故に私は阿弥陀仏《あみだぶつ》に出会うことが出来たと思うようになった。」

「私にとって腫瘍という存在がなければ弥陀の誓願《せいがん》など全く無用であったであろう。」

とも。

その身を抱えながら、彼は素敵な女性と巡り合い、大分のお寺に入寺することになった。そこでも生死を問う厳しい求道と活動の日々が続いた。しかし、一九九〇（平成二）年、腫瘍の再発のため、四十一年の生涯を尽くした。

がんは私の宝です

―癌は見直し人生のヨーイ・ドンのgun―

鈴木章子《すずきあやこ》さん
（坊守・幼稚園長）

「どうして私に限って癌に……」、「死ぬはずのない私がどうして死なねばならないのか」、「世の中、不公平だ」。〝いのち〟を問うことを忘れた現代人の断末魔《だんまつま》の叫びである。事実を事実として、癌を癌としてどう受容するのか。じつは、「死ぬはずのない」とか「健康が当たり前」という「思い込み」そのものが苦の原因である。その思い込みを仏教では「虚妄《こもう》」という。生身《なまみ》の体であるから病《や》んで当然。生あるものは死んで当然。と、事実をタブーにしないで見つめ、それに頷《うなず》いたとき、その虚妄が破られる。事実によって「当たり前」と思っていたことが当たり前でないと知ることが、その事実を受け入れていく道である。

癌になったことを通して一切が「当たり前」でないことを知り、「癌は私の宝です」と事実に頷いた人がいる。北海道のお寺の奥さん（坊守）で幼稚園の先生だった鈴木章子さんである。いつか「死そして生を考える研究会」で、夫の鈴木真吾氏がそのことを発表してくれた。

彼女は、一九四一（昭和十六）年生まれで、四十二歳の時、乳癌を告知され、その後各所に転移。四年五ヵ月死を見つめ、一九八八年、四十六歳で命終した。彼女の四年五ヵ月は、〝癌との戦い〟ではなく、癌によっていのち観や人生観が大きく変わり、〝満足〟した人生であり、感動と感謝の日々であった。彼女の残していった詩集（『癌告知のあとで――私の如是我聞――』探究社）の冒頭は、

突然の死を賜《たまわ》ることなく、
自分の生き方や死を問わずにはいられない、
ガンという病気を
賜ったことを感謝しております。

という文章で始まっている。また、

癌

癌は
私の見直し人生の
ヨーイ・ドンのｇｕｎでした
私　今　スタートします

という詩もある。そして、その最後は、

念仏は
私に
ただ今の身を
納得して
いただいてゆく力を
与えて下さる

という言葉で閉じられている。

また、四人の子ども達が病床で書きとめた彼女の言葉の中には、

「お母さんは、今死んでも嬉しいよ。よいことをしたとか、悪いことをしたとか、成功したとか成功しなかったとか、そんなことじゃない。満足したかどうかということ。お母さんは、十分満足したよ。」

「癌というものが仏さまから賜った宝物である。」

という言葉があった。


ある時、夫の真吾氏が「癌が宝物だということが、どうもわからない。どういうことだろう?」と尋ねると、彼女は、

「じゃあ、お父さん、癌をあなたが作るの? 自分が作るものなの?」

「いいや、私なんかが作るものじゃないよ。癌になったら、それは与えられたものだよ。」

「そうでしょ。私が望む望まぬにかかわらず与えられたものでしょう。賜ったものでしょう。そこまでは事実でしょう。」

「うん、そこまではわかった。」

「じゃあ、その賜ったものを、厄介《やっかい》なもの、忌《い》むべきもの、嫌なものとして、それを捨てるか、それをありがたいものとして受け止めるか、それは私自身の心の問題でしょう。

自分自身の問題でしょう。私はありがたいものとして、私の人生に目覚めを与えてくださったものとして、これを受け止める。これをいただくことができる。だから、宝物と言ったんですよ。」

と答えたという。

彼女の詩集の中には、こんな詩もあった。

癌

癌といわれて
死を連想しない人がいるだろうか
医学の進歩した現在
死と直面できる病いに
仲々出会うことができない
いつ死んでも不思議でない私が
すっかり忘れて　うぬぼれていたら
ありがたいことに

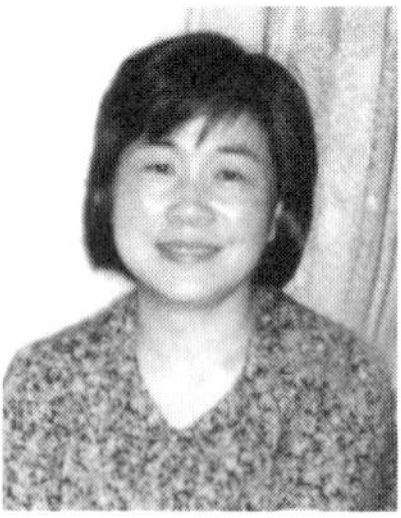
鈴木章子さん

癌という身をもって
うぬぼれを砕いてくれた
どうしょうもない私をおもって
この病いを下さった
おかげさまで　おかげさまで
自分の愚かさが
少しずつ見えてきまして
今現在説法の法座に
座わらしてもらっています

　　四十六歳
死の問題は
今　始まったのではない
生まれたときから
もう　始まっていたのです
点滴棒をカラカラ押して

青白い顔に
幼さを残して歩く
九歳の少年に……
母親に抱かれ
乳も吸う力もない
赤ん坊の
さげられた管の数々に……
気がつけば
私　今四十六歳
ありがたい年齢だったのです

彼女は、九歳の少年や赤ん坊に比較して四十六歳の自分を喜んでいるのではない。自分自身が九歳の時に、あるいは赤ん坊の時に死んでも不思議ではなかった。その私が今四十六歳である。死を問うたときに生が喜べると、また、死を問うたときに生の意味が実感できると言っているのである。

生死

死というものを
自覚したら
生というものが
より強く浮上してきた
相反するものが
融合して
安らげる不思議さ……

まさに「死は生の母」である。同時にまた、死を見つめることは人間の本当の優しさを
回復させてくれる。

仲間

死という
絶対平等の身にたてば
誰でも

許せるような気がします
いとおしく
行き交う人にも
何か温かいおもいが
あふれでます

死の前には、地位も、名誉も、財産も何も意味をなさない。何も争うことがない。元気なときは欲の張り合いで、意地も張る。死という絶対平等の身に立てば本当に許し合える世界ができる。死を問うことによって、人間の本当の優しさが取り戻せるような気がしてきた。

身近な人の死は、より強く自分ごととして受け止められる。「私の死」の疑似体験である。それは、私自身のいのちを問い学ぶ場である。

「おかげさま」に目覚める
──ニア・デス三回、生かされて──

毛利《もうり》孝一《こういち》さん
（医　師）

日常、なんの気なしに使う「おかげさま」という言葉の中にも、日本人の宗教観がある。つまり、気づこうが気づくまいが日本人の心の底流には仏教がある。自分の力で生きているのではない。生かされて生きているのだと思うとなんと楽なことか。自我にとらわれ、いのちを思いどおりにしようと力《りき》むと苦しまねばならない。それが傲慢《ごうまん》となる。自己を超えたものを仰ぎ、避け難いことを避け難いと知ることが、苦悩を超える道である。つまり、苦悩からの救いは、事実を事実と知ることである。そして、その道理に頷《うなず》いたときの言葉が「おかげさま」である。

このことに目覚めて死を超えていった人がいる。名古屋市内の老開業医、毛利孝一先生である。我々の「死そして生を考える研究会」のよき指導者である。

毛利先生は、一九〇九（明治四十二）年生まれで、一時、医大の客員教授や非常勤講師をしたが、一貫して開業医を通し、名古屋市内科医会の名誉会長でもある。先生は、四十二歳の心筋梗塞《こうそく》、六十九歳の脳卒中、七十九歳の脳梗塞による脳卒中と三度ニア・デスをしている。

いつだったか当研究会でその体験からいのちについて話してくださった。

「十年前に脳卒中をやりました時、治ってからかなり長いあいだ、憂鬱《ゆううつ》な暗いメランコリーに悩まされまして困ったのですが、それにひきかえ今度は、明るくて前向きな気持ちで、憂鬱な影などは、みじんもありませんでした。生きている喜びを身体中で、なかば恍《こう》惚《こつ》として味わっているうちに、ふっと、また助かったんだな、また今度助かったんだというこことを、しみじみ納得できる気持ちになりました。そしてまた一種の感動が、喉《のど》もとにぐっとこみあげてまいりました。

すると、その感動に続いてか、またそれと同時かもしれませんが、『生きていること、それは生かされているということなのだ』――そういう言葉が、突然、頭のなかで閃《ひらめ》いたわけであります。」

と、脳卒中から生還した喜びの中で、生きることとの意味に気づいている。そして、

「それは偶然といえば偶然でありましょうけれど、やはりなにか自分ではない、他のも

のから生かされているという感じ、大いなる他者といいましょうか、何かそういう大きな他者のおかげだという感じが、つくづくいたしました。助かったのは自分だけれど、これは助けてもらったのだ。（略）今までそのことがピンときませんでした。」

「今初めて生なましく実感、体感させてもらえたのでした。」

と、自我がぬけ、他力を実感しておられる。


そして、追われているような夢を見た朝、不安定な状態で、不整脈にならないようにと、

「私は、慎重にと思って、軽く息を吸い込んで、穏やかに吐き出しました。というよりは、そっと吐く息の出るに任せたというわけであります。すると、その吐く息といっしょに『南《な》無《む》阿《あ》弥《み》陀《だ》仏《ぶつ》』ということを、思わずつぶやいてしまったのです。自分でビックリしました。こんなにひとりでに、まったく無意識に自然に『南無阿弥陀仏』が出てくるなどということは、まったく未だかつて経験したことがなかったからであります。」

「と、同時に、もっと不思議なことは、その念仏といっしょに、自分の頭の重い感じ、胸の圧迫感、ドキドキとしたのが、突然がスーッと消えまして、瞬間に軽くなったことでありました。」

毛利孝一さん

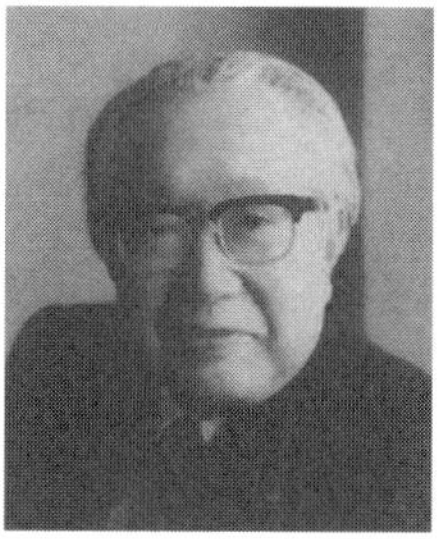

と。そして、

「だいたい仏教のお話は、今までの自分には、本を読んでもどうも難しいという感じでした。」

「でも今は、なんだかどこか気持ちが違うようでした。難しければそのままで、わからなければ、これもそのままでいいという感じがいたしました。理屈ではなくて、吐く息といっしょに『南無阿弥陀仏』と自然に声がもれた時に、スーッと楽になって軽くなった。（略）自分を含めて、みんなすべてあるべきところにあるべきように収まっているような感じがいたしました。自分も宇宙の一要素だ。自然の一成分である。自然と宇宙、地球とは一体だと、そんな感じまでしたのであります。」

「仏教をわかろうと思って焦《あせ》らなくてもいい。だいたい、わかろう、わかろうと思う焦りが執着《しゅうじゃく》なんだ。今は何だか不安もない、驕《おご》りもない。」

と、大きなものに包み込まれているありようを実感し、救われたような気がする、とさえ語ってくれた。

真理に対し、「謙虚」に頭が下がった体験である。その深い自覚が同時に「いのちの喜び」を実感させてくれるのであろう。懺悔《さんげ》と歓喜《かんぎ》は、表裏一体である。

素直に　自然のままに

―百点満点の子どもたち―

平野《ひらの》恵子《けいこ》さん
（坊守・幼稚園教諭）

告知を希望して自然のままに、大きな仏のみ手に抱かれて死を超えていったのは、幼稚園の先生で真宗のお寺の坊守だった岐阜県高山市の平野恵子さんである。彼女は四十一歳で三人の子を残して一九八九（平成元）年十二月に亡くなった。実家のお父さんとお兄さんが私たちの「死そして生を考える研究会」に関わっていてくれた。

彼女は三人の子どもたちに残した手記（『子どもたちよ、ありがとう』法藏館）の中でこんなふうに言っている。

「癌告知については、現在の医療現場では、一応タブーということになっているそうです。そんなことは知らないお母さんは、手術前に主治医の先生に向かって、

『私は、まだ若いのでいろいろな夢を持っているのですが、身体の状態によっては、変更をしなくてはなりません。自分の身体のことは、自分自身が一番良く知っていたいので、どうぞどんなことでも、私に直接話していただきたいのです』

とお願いしていました。先生は、お困りになって、実家のおじいちゃんに相談なさったそうです。その時、おじいちゃんが、

『娘は、とても敏感な心を持っています。たとえ本人に話さなくても、そのうちわかってしまうと思います。どうぞ、直接伝えてやってください』

と答えてくださったそうです。」

告知を受けた彼女は、

「誠実なお医者様の思いやりと、肉親の深い愛情によって、お母さんは、自分の病気を正確に知ることができたのです。おかげでまわりの人々を何一つ少しも疑うことなく、今のやすらかな生活を続けていけます。本当にありがたいことだったと、感謝するばかりです。」

と喜んでいる。そして、自分の病状から、

「あれから一年半になろうとしています。一日置きに病院へ通って、打ち続けた抗癌剤の効果もなく、肝臓の腫瘍は、肺へと転移して、病状はどんどん悪くなっております。咳

と微熱が、お母さんの細い身体を苦しめ、血痰がひどくなるばかりです。でも、まだまだ、日常生活はできるから嬉しいです。
お母さんの願いは、とても素直に、自然のままに生きてゆくことです。（略）
だからといって、素行君、素浄君、どうぞ誤解しないでください。お母さんは、死を待っているのではありません。生きていることの素晴らしさを最近はまたあらためて知ったんですもの。それは多分、死の直前までそうなのだと思います。何故なら、この身体が、精一杯頑張っていてくれるのがわかるからです。まわりの人々のいたわりが、心にしみるからです。」

と述べる。今を生きているのである。いつも今を生きるという営みのなかに、いついのち果てても、完全燃焼という実感があるのである。

平野恵子さん

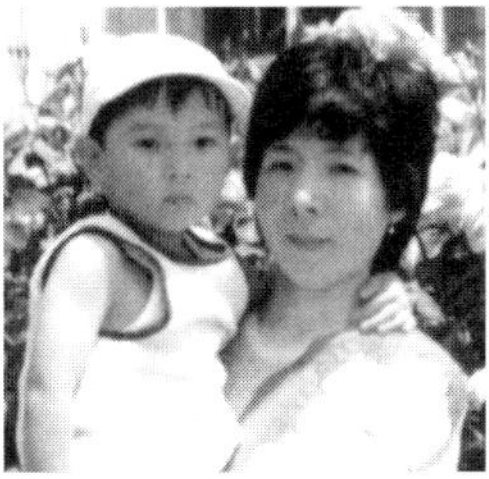

そして、重度の障害をもった二番目の子、由紀乃ちゃんに宛てた文章の中で、次のように言う。その子は、手も足も動かせない、体も動かせない、言葉もしゃべれないというお子さんだった。
「由紀乃ちゃんは、重症心身障害児という身をもって、
『お母さん、人は自分の力で生きているのではないのですよ。生か

され、支えられてこそ、生きてゆけるのですよ』

と教えてくれたのです。

自分が世界の中心であり、自分の力で生きているとばかり思っていたお母さん。何もかも、思い通りにならないと気がすまなかったお母さんに、その心の愚《おろ》かさ、醜《みにく》さ、怖《おそ》ろしさを、ハッキリと教えてくれたのがあなた達だったのです。その時、お母さんは、あなた達の母親として、まったくその資格のない自分に気付かされました。それは、同時に人間失格の自覚でもありました。」

と、重症心身障害児の我が子に学んでいる。

続いて、

「お母さんの病気が、やがて訪れるだろう死が、あなた達の心に与える悲しみ、苦しみの深さを思う時、申し訳なくて、つらくて、ただ涙があふれます。でも、事実は、どうしようもないのです。こんな病気のお母さんが、あなた達にしてあげれること、それは、死の瞬間まで、『お母さん』でいることです。

元気でいられる間は、御飯を作り、洗濯をして、できるだけ普通の母親でいること、徐々に動けなくなったら、素直に、動けないからと頼むこと、そして、苦しい時は、ありのままに苦しむこと、それが、お母さんにできる精一杯のことなのです。そして、死は、多分、それがお母さんからあなた達への、最後の贈り物になるはずです。

人生には、無駄なことは、何一つありません。お母さんの病気も、死も、あなた達にとって、何一つ無駄なこと、損なこととはならないはずです。大きな悲しみ、苦しみの中には、必ずそれと同じくらいの、いや、それ以上に大きな喜びと幸福が、隠されているものなのです。素行ちゃん、素浄ちゃん、どうぞ、そのことを忘れないでください。

たとえ、その時は、抱えきれないほどの悲しみであっても、いつか、それが人生の喜びに変わる時が、きっと訪れます。深い悲しみ、苦しみを通してのみ、見えてくる世界があることを忘れないでください。そして、悲しむ自分を、苦しむ自分を、そっくりそのまま支えていてくださる大地のあることに気付いて下さい。それが、お母さんの心からの願いなのですから。」

と、ありのままの救いと、他力《たりき》の大地を我が子に伝える。


いのちは誰のものか。頭でっかちになった現代人はいのちを所有化する。では自分の力や意思で生まれてきたのか。自分で思いどおりに死んでいけるのか。私の短い人生を振り返っても何一つ思いどおりにならなかった。今、寝たきりの人は、誰も好んで寝たきりになっているのではない。生も死も思いどおりにならないのである。上手な死、下手な死ととらわれればとらわれるほど、苦しまねばならない。

では、どこで落ち着けるのか。痛いときは痛いと言い、苦しいときは苦しいと言い、どんな死に方をしてもいいではないか。そう腹が据わったときに落ち着ける。つまり、自然に身を託したとき最も安らげるのであろう。三界《さんがい》を経巡《へめぐ》り回った孫悟空《そんごくう》も、最後に、仏の大きな手の中だったと「空《くう》」を悟ったのである。

ガン告知を受け如来の慈悲仰ぐ

―転回をとげ、幸福の彼の土へ―

竹下《たけした》昭寿《あきひさ》さん
（旧国鉄勤務）

「弟の死後、その枕許《まくらもと》から一冊のノートが発見されました。開いてみると、死の宣告をうけた三月二十五日から四月十二日まで、途中とびとびではあるが、日記の形で書かれた遺書です。（略）一読して、弟の信心をこれほどよく表しているものはないと思い……。」と述懐するのは、元長崎県教育長の竹下哲《さとる》氏である。この日記は、後に『死の宣告をうけて――竹下昭寿・遺書――』（光雲社）と題して、刊行された。

日記の著者、竹下昭寿さんは、一九二八（昭和三）年、長崎市生まれ。家族は聞法《もんぼう》一家。彼は当時の国鉄長崎通信区に勤める、いわゆる国鉄マンであった。一九五八年九月に発病。翌年、胃の切開手術。

退院後は、往診の際、主治医で念仏医者の高原憲医師の法話を聞く。母、兄とともに聞

竹下昭寿さん

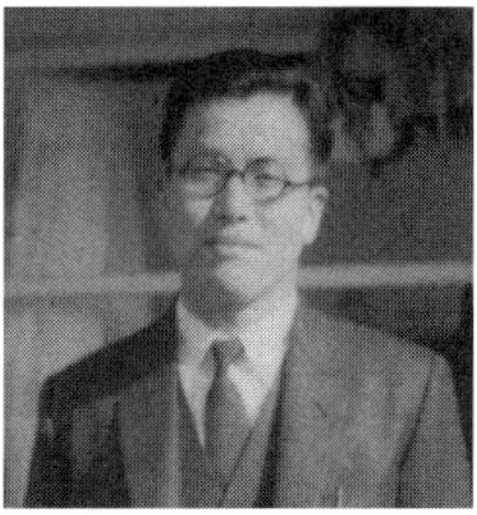

法し、真宗学者の金子大栄、藤秀翠、神戸大学教授・塩尻公明、詩人の八木重吉等の本に出会った。

そして、病名の告知を受けた。

「三月二十五日／午後一時間ばかり眠ってちょうど目が覚めたとき、高原先生が往診された。（略）今日は病状がちっとも快方に向かわない、逆に退院当時より疲労度は増してくるようだと言った。先生は待っていたように、私の真の病気が何であるかを明らかにされた。

『胃ガン』――信じられないような病名。致命的な病状の進み。（略）何も知らなかったのは私だけだったのだ。みんなは、私の姿を見ながら深く悲しんでいて下さったのだ。

先生から『死の宣告』を聞かされたときは、何だかぼうっとしていた。」

同じ日のことを、兄哲氏の手記には次のように記されている。

「弟の心身の経過を静かに見守っておられた高原先生は、ついに三月二十五日、病気は胃ガンであること、回復の見込みはないこと、やるせないお母さんの姿をとおして如来《にょらい》の慈悲《じひ》を仰ぐべきこと、この世は『よろずのこと、みなもて、そらごと、たわごと、まことあることなき』こと、『汝一心《なんじいっしん》に正念《しょうねん》にして直《ただ》ちに来《きた》れ、われよく汝を護《まも》らん』という如来の喚《よ》び声をそのままいただいてお念仏申すべきこと——を、こんこんとお諭《さと》しになりました。まばたきもせずに聞いていた弟は、この瞬間からあざやかな転回をとげました。顔からは苦悩の色がたちまち消え去り、如来のお慈悲を讃嘆《さんたん》し、有縁《うえん》の方々のご恩を感謝して、静かにお念仏を申すようになりました。まことにあざやかな転回です。あまりのあざやかさに、私どもは、ただただ如来の大悲の広大さに打たれ、しみじみとお念仏を申したことでした。」

主治医の高原医師は、『歎異抄《たんにしょう》』を座右《ざゆう》の書にして生きてきた。昭寿さんへの告知について、後に次のように述べている。

「数日おきに私は往診して、心境を打診しながら今日一日の生活のありかたを語り、船が静かに間違いなく彼岸に到着せんことを念じた。（略）手術後……病状については何等真相を告げられないで……素人だましの診断を、そのまま受けとって来られた君である。四月になって、花とともに娑婆《しゃば》の縁がつきるのではないかと予想されたので、時を失しない様に真実の病状を告げる時期を待っていた。

三月二十五日、その日がきた。（略）病状は胃ガンである。すでに不治の状態であることを宣告した。あと幾月か幾日かと数えるよりも、今日一日限りと心得て、今日一日を頂いて生きて行くべきことを語った。

何もかも　我一人の　ためなりき　今日一日の　いのちたふとし

これは、昭寿君に贈った一首である。君は何等動ずることもなく、平然として私の宣告を受けとられた。人ならぬ大きな力に抱かれた君の姿に、私はただお念仏申すのみであった。この日から君の生活は明るくなり、念仏と感謝の生活になった。」

告知を受けた昭寿さんは、

「これからさき、どんな病苦にのたうちまわるかも知れない。果たすべき宿業《しゅくごう》は自分で果たして、この世を去る以外にないのだ。しかしその宿業の果てには、親鸞聖人《しんらんしょうにん》や唯円房《ゆいえんぼう》が渡っていられる処があるのだ。」

と述べる。彼の聞法はさらに深まり、兄の哲氏と枕許で『歎異抄』を拝読し始めた。感慨が胸に溢《あふ》れ、涙がでて、時々中断して読んだという。

「三月二十九日／娑婆の縁がつきれば、そのまんま、かの土《ど》にまいらせていただけるのだから、こんな幸福なことがあろうか。この世でもあらん限りの愛情に包まれ、そして、『ちからなくしておわるとき』にも、また即座に摂取不捨《せっしゅふしゃ》の利益《りやく》にあずけしめたまうとは。」

四月十七日、彼は死を正面から受け止め、如来《にょらい》の願船《がんせん》に乗じて、三十歳五ヵ月でふるさと浄土《じょうど》へ還《かえ》っていった。

肉体は衰えるが心の眼がひらく

——逆縁をとらえ、内より紡ぐ詩——

榎本栄一《えのもとえいいち》さん
（化粧品店主）

教育学者でペスタロッチ賞をもらった西元宗助《にしもとそうすけ》氏や、かつて中日新聞に「こころの詩」を連載していた医師の米沢英雄《よねざわひでお》氏が傾倒していた詩人に榎本栄一さんがいる。彼は東大阪市の高井田市場で化粧品店を営み、自転車で配達しながら仏法の味わいを五行詩にしていた。何の気取りもない、ジャンパー姿のおじいちゃん。それでいて補聴器を耳にあてながらの会話と詩の一編一編に尽きせぬ重みと深さがある。

一九〇三（明治三十六）年、淡路島の生まれで、五歳の時、父母が大阪に出て小間物屋《こまものや》を始めた。高等小学校を終えた時、父が亡くなり、以後病弱ながらも、母と稼業に精を出した。その頃、生田春月《いくたしゅんげつ》主宰の『詩と人生』に投稿したのがきっかけで、生田に師事。

一方、十九歳ごろ内村鑑三《うちむらかんぞう》の『聖書の研究』によって宗教の眼を開く。やがて、暁烏敏《あけがらすはや》の雑誌『願慧《がんえ》』の詩に感動し、大阪の南御堂《みなみみどう》（難波《なんば》別院）の「暁烏会」に参加。以後、松原致遠《まつばらちおん》などの話を聞き、念仏信仰を深めていく。

一九四五（昭和二十）年、空襲を受け淡路島に逃れた。戦後、大阪ミナミで知人の仮店舗で化粧品販売を担当し、やがて東大阪市で独立。一九七六年、廃業。その間の六十歳すぎから再び詩を書く。大山澄太《おおやまとうた》主宰の『大耕《だいこう》』に投稿。それがきっかけで詩集『群生海《ぐんじょうかい》』『煩悩林《ぼんのうりん》』（以上、難波別院）、『難度海《なんどかい》』『光明土《こうみょうど》』（以上、樹心社）などを発表した。

当時、話題になった詩に、

ぞうきん

ぞうきんは
他のよごれを
いっしょけんめい拭いて
自分は　よごれにまみれている

というのがある。彼は、

「耳が聞こえんようになってから、今の詩がはじまりましてん。（略）耳が聞こえなくなったころから、いつのまにか自分の内側に目を向ける、自分の内側から聞く。われ賢くて聞くんじゃなしに、ひとりでに聞こえるんですわ。まあ、内観の詩と申しあげてもよろしいが……。」

と言う。そして、

「耳が聞こえんようになったということが、わたしの詩の出発点で、難聴《なんちょう》さまさまでございます。」

光明土

難聴になりて
内なるこえがきこえ
持病ありて
遠くへゆけぬが
眼《まなこ》ひらけば光はここにも

と難聴を逆縁と喜んでいる。

詩の原始音

このきこえぬ耳を
澄ませると
私の中からは
三千大千世界の
幽かな潮音《なみおと》が聴こえてくる

感性がいよいよ研ぎ澄まされていく。

晩年

肉体は　おとろえるが
こころの眼がひらく
人間の晩年というものはおもしろい
今日まで生きて
いのちのふかさが　見えてきた

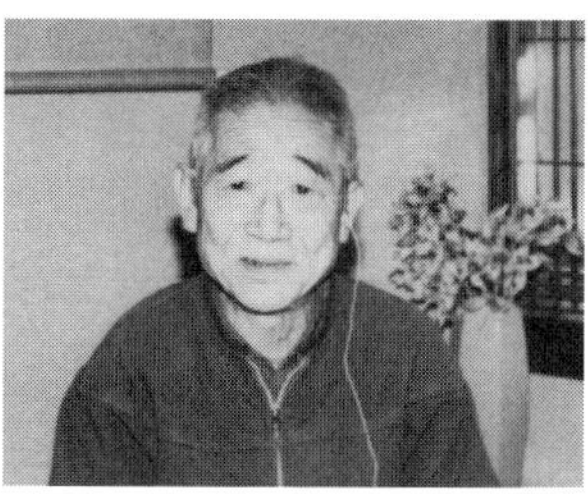

榎本栄一さん

いのちの眼
この　いのちの眼は
残りのいのちが
少なくなってから
ひらいてくる

移ろいゆく我が身自身を見つめることは、いのちへの深い洞察となり、他力《たりき》に目覚めることとなる。

釈迦の手のひら
いかになりゆくとも
おん手のなか
妻がさきに死ぬのだろうか
私がさきに死ぬのだろうか

終着駅

いつのまにか
終着駅にちかづいたが
これからは
ヘタに細工をしないで
あるがままの私で
生きてゆきたいとねがう

いちにち
一日がきて　一日が去る
このながれのなかで
老人夫婦が　あきないをしている

他力自然《たりきじねん》の大きなはたらきの中に生かされていることに気づかされ、それに身を委《ゆだ》ねた心境である。

ていげ（底下）

あみをひき　あきないをもし
歎異抄のここ身にしみる
勝とう　まけまいの
濁りのなか
私は底下の凡夫

罪悪深重
私はこんにちまで
海の　大地の
無数の生きものを食べてきた
私のつみのふかさは
底しれず

我が身に出会っている。そして、

「心の底を掘りさげて会うたのが仏さんでした。心の内いうても、妄想雑念ばかりで……、それをあるがままに眺《なが》めておったら、いつの間にか仏さんに会うたいうことですかな。」

無一物

私は七十年前
何も持たずにこの国へきた
もうじき
また　何も持たずに
帰らせていただく

命終《みょうじゅう》

じねんに
からだおとろえ
しゅうじゃく心おとろえ
命終るはかたじけない

妙好人《みょうこうにん》・浅原才市《あさはらさいち》にも似た念仏詩人・榎本栄一さんも、一切にとらわれない融通無礙《ゆうづうむげ》の世界を生き、生死をふっ切っている。

自分が変われぱいいのだ
―釈尊の教えに出遇い転換―

高橋《たかはし》啓子《けいこ》さん
（主　婦）

病名を告知すべきかどうかで悩んでいたところ、癌を察知していたお母さんのほうから切り出してくれて、さまざまな学びをした、と「死そして生を考える研究会」で発表してくれたのは名古屋市の主婦、高橋啓子さんだった。

「私は母に癌を伝えようか、伝えまいか非常に迷いました。もう、ベッドで身動きできない状態――まだ何かできる状態なら、私は迷わず告知したと思います。そして、やり残したことがないようにしてもらいたいから……。でも、もうベッドに横になったまま、身動きできない状態になって、『癌だよ』と言って、母が生きる力をなくすのが怖かったからです。でも『癌だよ』と言って、かえって自分の死を覚悟して、ベッドの中でもできることがいっぱいあります。死を覚悟して、受容して、そして安らかにこの世を〝卒業〟していってほしいという、その二つの狭間《はざま》に苦しみました。」

するると、苦悩する彼女に、お母さんのほうから切り出してくれた。

「母は自ら自分の死を感じ、そして自ら自分の死を受け止めました。ある日、母は私に自分の病気のことをいいました。そして、ふたりはハラハラと涙を流しました。そして、互いに感謝し合い、本当の別れができました。」

本人が察知して、告知したというケースである。

その別れの様子を彼女は、

「私は母に、『お母さんの子供に生まれて本当によかった。お母さんありがとうね』といいました。お母さんも、『あなたがいてくれてよかった』と私の手をさすって、そして、お互いに感謝し合って本当の別れができました。それから母は二度と、『生きたい』ということは言いませんでした。ただ、ひたすら、自分の病気を引き受けておりました。」

と、語ってくれた。

さらに彼女は、お母さんのこのような死の背景には仏教の学びがあったことを語った。

「では、なぜ母が安らかな死を迎えたかといいますと、やはり、そこに釈尊《しゃくそん》の教え、仏教との出遇いがあったからです。それがなかったら、きっと『どうして私ばかりなんで?

なんで？』という不満ばかり言って、嘆き悲しみながらこの世を〝卒業〟したのではないかと思います。」

「でも母も最初から仏教を学び、信じ、実践して生きていたわけではありません。ずっと仏教に対して、間違った考え方で生きてきたときがあります。仏教とは、祈って自分の欲望を満たしてもらうことだと思って生きてきました。ですから、どちらかというと、〝おうかがい人生〟的なところがありました。私自身もそういう考え方でいました。」

そのお母さんに引かれて、彼女自身も仏教を学んだ。

「釈尊の教えに出遇うまでの私は、不平不満の非常に多い人間でした。いつも誰かに幸せにしてもらえるものだと思っていました。幸せだと思うことよりも不足のところを探しては、不幸だと思っている人間でした。自分の満たされない部分を祈ることによって救ってもらおうとしていました。また、自分というものを少しも見つめないで、いつも自分は正しいのだ、周りが悪いのだ、あの人が変わればいいのだという自己中心的な私でした。そんなとき自分が変わればいいのだと知らされました。まず自分を見つめ直すことから始めました。すると、不思議でした。生きていること自体が不思議に思えてきました。仏教を学び、自分を見つめることによって少しずつですが、物の見方、考え方が以前の私とは変ってきました。」

人生の満足、いのちの満足とはいったい何であろう。自我的欲望を満たすことだろうか。私たちは眼を内に向けず、仏を利用してまで、外にそれを追い求めている。童話『青い鳥』のチルチルとミチルは幸せの鳥を追い求めて旅に出たが、それはどこにもいなかった。実は私の胸の中にあったと気づいた。彼女とお母さんはともに、そんな価値観の転換によって死を受け入れていったのであろう。

喜ぶべきことを喜ばずして

——死を問い『歎異抄』に救われる——

花田《はなだ》正夫《まさお》師
（僧侶）

病床の老人は、ベットの上で手を合わせるしぐさをし、「『歎異抄《たんにしょう》』のあちらこちらから、ここだよ、ここだよ、これだけだよと『歎異抄』が呼んで下さる。有難いね……南無阿弥陀仏《なむあみだぶつ》　南無阿弥陀仏」と、念仏の声とともに静かに息をひきとった。私たちの「死そして生を考える研究会」に賛助会員の申し込み書といっしょに同封してあった、ひとりの女性からの手紙の文面である。この老人こそ、一九四九（昭和二十四）年から八六年まで、名古屋から宗教雑誌『慈光《じこう》』を発刊していた花田正夫師である。

師は、一九〇四（明治三十七）年、岡山県に生まれ、本願寺派の僧籍をもっていた。岡山医科大学を三年で中退し、その後、京都大学文学部哲学科に再入学し、仏教学を専攻した。卒業後は別院関係、保護監察所などの仕事に従事していた。師が、名古屋大学医学部教授・勝沼精蔵、岸本鎌一らが主宰していた「聞信会」に、多田鼎《ただかなえ》のあとを受けて出講していたことは、その世界ではよく知られている。師は、三十四歳で結核、四十六歳で狭心症、七十八歳で膀胱癌、癌は腎臓に転移し、その後四回、入退院を繰り返し、一九八七年、八十三歳で生涯を終えている。

師の手記（『生死《しょうじ》巌頭《がんとう》を照らす光』樹心社）には、

「本年の二月である。突然多量の血尿に驚いて検診をうけると膀胱に悪性腫瘍があるとのこと、幸いに度々の電気焼灼《しょうしゃく》でこのたびは一応の処置はすんだけれど、一時、入院して手術と言われた時、今まで自分の問題にならなかった死が前をふさいで消えない。かといって別に今度は駄目とまで思ったわけではないが、死ということが放っておけない問題となってきたのである。たとえ病気がよくなってもこの問題が解けないでは何処にも安住所《あんじゅうしょ》がない。」

云々と、病気を契機に死の問題が人生の一大事になり、それを、まことにありがたいことだと述べている。そして、

「さすがに死が自分の問題となって山の様に行く手を塞いだ。その刹那《せつな》、呼べば　応《こた》え

る山彦《やまびこ》のように、直ちに私の心に響き、私を支え、障《さわ》り破る光りをもたらしたのは『歎異抄』である。」

と、まさに『歎異抄』に救われたと記している。とりわけ、その第九条を引き、

「よろこぶこころもなく、いそぎ浄土へまいりたき心のなきものを、煩悩具足《ぼんのうぐそく》の身、煩悩興盛《こうじょう》の故にと、かねてよくしろしめして、ことに憐《あわ》れんで下さる大慈悲者の胸に摂《おさ》められて、もう私の死に様は如何《いか》ようあれ、すこしの心配のない、覚悟さえも無用の身とさせて下さるありがたさに、覚えず悲喜の涙が流れる。」

と受けとめている。思いどおりにならない死を見つめたときに、自力無効を知り、思いを超えた大きな世界に生かされていることに気づいている。覚悟さえ無用と述べている。師は、フランスの女流作家ボーボワールやアンドレー・ジイドによって思索を深めていった。そして、

「そうしたある日、『死もまたわれなり』と思わずつぶやいた……。」

明治の宗教学者、清澤満之《きよざわまんし》の言葉を通して『歎異抄』に学んでいるのである。

「矢張り死はいやであるが、しかし、人様が死ぬのではない。どんなに苦しかろうが、悲しかろうが、自分の死である。生が自分なら、死もまた自分であるとうなずかれる。そこで、今までは外において拒否し続けてきた死が私の内におさまった。（略）すると不思

花田正夫 師

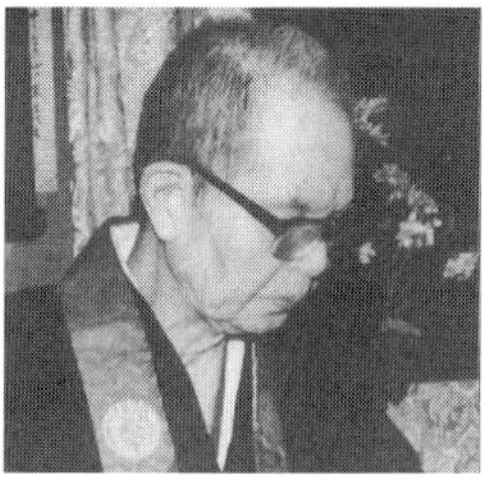

議にも、死の暗い影が、昼間の灯火のように淡く消えて、力を失った。死と生が対立している間は、死の影がつきまとうて離れなかったのが、生も死も我なりと生死《しょうじ》一如《いちにょ》にとろけると、その闇が破られるのである。それかと言って名残りが惜しい思いがきれいになくなったのではない。それがそのままながら、死をうけいれられる。」

師は、この手記の最後に、「名残り惜しく思えども、娑婆《しゃば》の縁つきて、力なくして終るときに、彼《か》の土《ど》へはまいるべきなり」との『歎異抄』の一説を引き、

「省みますれば、死を拒否し続けておりますのも、死の暗黒が怖かった、一切のものが崩れることを見るにしのびなかったからであります。」

と述べ、大きな仏の手の中にいたことに気づいたとき、

「それを受けて超える身がひらけたのであります。」

と、手記を終えている。

師は決して安らかに死のうと思って、仏教を学んだのではない。仏教を学んだ結果、安らかだったのである。つかもう、つかもうとするとより遠くに行ってしまう。仏教とはそういうものである。

ハンセン病の死生学

―真理は勲章を下げず―

小笠原《おがさわら》 登《のぼる》さん
（医師）

一九四一（昭和十六）年、大阪大学で開かれた第十五回日本らい学会総会の会場は、騒然としていた。「ハンセン病の発病は伝染よりも体質。隔離や断種は反対」と主張する京都大学小笠原登助教授に対して、「隔離の国策に反して異端の説」と療養所の医師たちは一斉に質問の矢を放ち、床を踏み鳴らして発表を打ち切らせた。翌日の各新聞は、一斉に「小笠原説敗る」と報道し、医師の何人かは、京都大学に対して、しかるべき処分をせよと申し入れたという。

それから五十五年、小笠原説こそ正しく、八十九年間にわたった反人道的な「らい予防法」はついに一九九六（平成八）年四月廃止となった。

この小笠原登氏は、一八八八（明治二十一）年、愛知県甚目寺町の真宗大谷派圓周寺の三男として生まれた。父、篤実は名代《なだい》の布教使であり、兄、秀実は仏教大学や真宗専門学校（現・同朋大学）の教授を歴任した名高い哲学者であった。登氏は、漢方医であった祖父の影響か、医学を志し、京都帝国大学医学部を出て、ハンセン病の治療を担当していた。一九三八年には、ハンセン病専門の新設の皮膚科特別研究室の主任となり、一九四一年、医学部助教授となった。

彼は、ハンセン病の発病は、感染よりも体質を重視すべきこと、不治ではないとの考えから、当時の強制隔離、子孫を残さぬようにする断種などに反対した。また、患者が警察から提出を求められて、依頼してきた診断書には「らい」や「らい性」とは書かず、「皮膚炎」や「神経炎」と書いた。しかし、彼の説は邪説として学会から葬《ほうむ》り去られた。今から思えば、臨床経験からの科学的先見性と、学会や国家を相手にハンセン病患者の人権を護《まも》ろうとしたヒューマニズムに感服するほかない。

秀実氏と登氏は、二人とも独身で、ともに京都の聖護院《しょうごいん》の近くの借家に住んでいた。朝晩、勤行《ごんぎょう》をし、根っからの宗教家であった。「科学と仏教は矛盾しない」というのは、二人の口癖であったという。仏教は、森羅万象の真理（ダルマ）に目覚め、それに対する自

小笠原　登さん

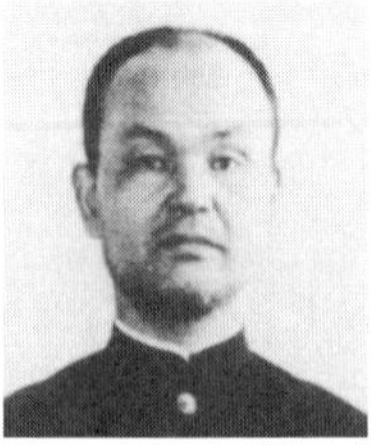

©圓周寺

己の虚妄《こもう》を破って、生老病死の苦を除き、安心立命を得る。科学もまた、真理の探求によって人間の苦を除き、幸福を与えようとするものである。とりわけ、哲学としての仏教を学んでいた二人は、生活の中でそれを実践していた。二人は仏教と医学をともに「生死《しょうじ》の学」として見ていた。

ところで、兄の秀実氏の生き方もまた、反権力の仏教アナーキズムであった。晩年に、真宗専門学校で残した「真理は勲章を下げず」の名言は、二人の生涯を象徴する言葉である。登氏は、京大退官後は奄美和光園などに勤め、一九七〇年十二月、圓周寺にて文字どおり、何の勲章も下げず、八十一歳の生涯を閉じた。

それから、二十六年。一九九六年のある日、圓周寺境内の苔むした一基の墓の前にたたずむ一人の老紳士がいた。元厚生省医務局長で現・財団法人藤楓《とうふう》協会理事長の大谷藤郎《ふじお》氏である。その生涯を「らい予防法」の廃止に費やし、ハンセン病史料館を建てた人である。恩師である登氏の墓前に、その報告に来たのである。大谷氏は、かつて京都大学で登氏に学んだ。氏は登氏について、「診察中もいつも手に太い数珠を巻き付けている姿は、親鸞聖人が現代に生きておわせばかくあらんと思わせた」と称《たた》えている。

生死の中に仏あれば生死なし

――自ら創設の禅寺をエイズ・ホスピスに――

イッサン・ドロシー師（僧侶）

司馬遼太郎の『アメリカ素描』を読んだ人は、よくご存じだと思うが、サンフランシスコのカストロ街といえば、〝ゲイの街〟として世界的によく知られている。その一角に、ハートフォート・ストリート・ゼンセンターという禅寺がある。禅寺といっても日本のように、甍《いらか》のそびえる建物ではない。普通の民家を二軒無造作にくっつけただけで、地下に座禅堂風の部屋があるだけである。

このあたりは、地下鉄のカストロ駅を東へ一ブロック行っただけのところで、サンフランシスコの中心街であるのに、ゲイ・バーが点在し、昼間から、ゲイのカップルが肩を組んで思い思いに歩いて行く。夕暮れにもなると、さらにその数を増す。

ところで、この禅寺の開山《かいさん》（創設者）、白人のイッサン・ドロシー師もまた、彼自身が同性愛者であった。かつて、日本の禅寺にも修行に来ていたという。そんな写真が残されていた。

現在の住持はフィリップ・ワーレン師でゼンシンの僧名をもつ。彼の話によれば、イッサン・ドロシー師は、サンタバーバラの出身で、両親の期待に反して少年期からピアノやダンスを好み、大学に入ってからは、自身が同性愛への性向が強いのに気づいた。兵役に行っていてもその志向はいよいよ強まり、帰還してもウェイターや男娼を経験したという。そして、ふとしたことから一九六一（昭和三十六）年にサンフランシスコ・ゼンセンターを創設した鈴木俊隆老師に出会って禅に引かれたとのことである。鈴木老師の死後もそこで修養し、やがて出家し、サンフランシスコ・ゼンセンターの一つのお寺として、一九八一年にこのお寺を建てた。

それから数年、得度した専従僧の一人がエイズにかかって死亡した。偶然にも、彼も同性愛者であった。この時（一九八七年）、イッサン師はエイズ・プロジェクトを始めることを決意し、ここをそっくりそのまま「マイトリー・ホスピス」と名づけ、エイズ・ホスピスにしてしまった。「マイトリー」とは慈悲《じひ》という意味である。

ところが、前後して、開山のイッサン師にもエイズ特有の症状が現れはじめ、一九九一年九月、エイズに結核を併発して死亡した。時に五十七歳であった。エイズと同性愛は必ずしも関係づけられない。イッサン師は偶然、同性愛の多い地域に住み、そこでエイズの救援活動を行っただけであろう。

　マイトリー・ホスピスは今もフィリップ老師を中心に活動が続けられ、現在、八人の患者が収容されている。

フィリップ・ワーレン師（右）とスタッフ

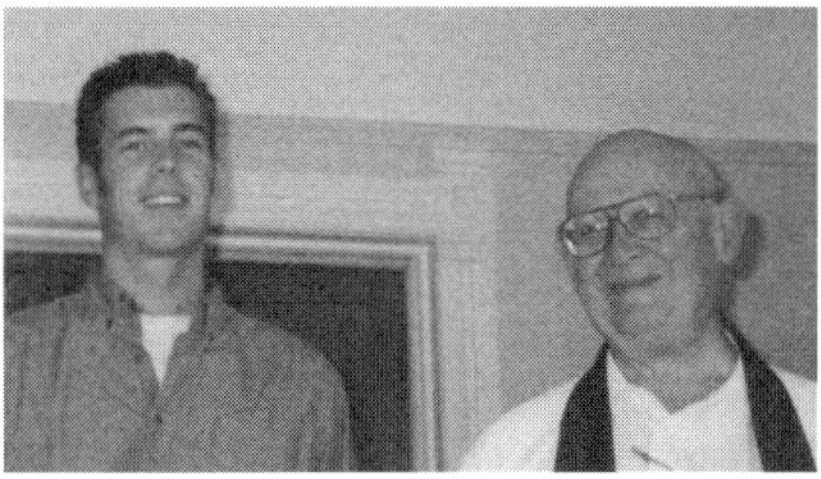

　かつて修行用に使っていたレジデンスを患者用に変え、住持を含め三名の専任スタッフと朝の座禅に通ってくる二十～三十名のメンバーがそれを支えている。そして、定期的に行っている接心《せっしん》（座禅会）や講話、ワークショップの参加者がこれに加わるというものである。看護師などの医療スタッフは非常勤で時間交替でやってくる。あとはボランティアの手を借りている。運営費は接心や講話、ワークショップの参加費や寄付、そして公的助成、若干の家族負担によっているとのことである。

　患者には禅は押しつけないが、たいていは座禅をし、講話を聞く。座禅は、体を動かせないときはベッドの上でする。まさに、道元《どうげん》禅師のいう「無生死」を自覚せんとしているのである。

また、ここでは日本同様、白衣に替え、湯灌《ゆかん》をし、通夜を行う。そして、日本式の葬儀を行い、座禅堂には幾柱の無縁仏のお骨が安置されている。

遺骨崇拝のないアメリカでは、エイズ患者の遺体はたいていプラスチックに梱包され、焼かれる。それゆえ、ここの葬儀を、いつかマスコミが好意的に紹介し、全米から問い合わせが絶えないという。

イッサン・ドロシー師のこのような試みは全米に、いや世界の仏教徒に仏教の原点を示したといえよう。

ブラジルのビハーラ運動

――地球の裏側で人々の支えとなる――

ミヤコ・ハセガワさん（看護師）

一九九二（平成四）年末、アメリカでの短期留学を終えようとしている頃、私の宿舎にブラジルのサンパウロから電話がはいった。東本願寺南米開教監督・両瀬正男氏からであった。ビハーラについての講演依頼であった。ビハーラとは「安らかな場所」との意のサンスクリット語で、末期患者への仏教による精神的サポートをする施設や運動をさす。初めての国ブラジルへの興味も湧き、ただちに承諾の旨を伝えた。これが私のブラジル体験の最初であった。

以後、この時の約束で三年間に毎年三週間ずつ渡伯することとなった。その間、南米本願寺（東本願寺の現地法人）に併設されている南米真宗教学研究所の客員講師の委嘱を受けるとともにサンパウロ総合大学（USP）、リオデジャネイロ大学、マリンガ大学、アラサツーバ・トレード大学等の医学部、看護学部、社会学部、宗教学部、それに大学付属病院などで、東洋の死生観や仏教の生命観について特別講義や集中講義をした。ブラジル全土でビハーラの啓発活動を行った。このような活動の中で、何人かの志を同じくする「人」ができた。

その一人に、ミヤコ・ハセガワさんがいる。彼女は、一九五二（昭和二十七）年、サンパウロの衛星都市、ミランドポリス市、アリアンサ生まれの日系Ⅱ世である。一九七五年に、サンパウロ総合大学看護学部を出て、州立オザスコ病院の婦長をしていた。もともと、南米本願寺の門徒でもあったので、多少仏教に関心があった。しかし、仏教が医療に関係しているとは、それまで気づかなかったという。

ビハーラの講演を聞いて、仏教に関心をもった。というのも、ブラジルの公立病院は医療費が無料である。すべて中央政府と州政府の負担である。したがって、公立病院には、比較的低所得者の患者が来る。そして、当時エイズ患者が加速度的に増えている時であった。そのサポートをどうしたらいいかは彼女にとっても大きな課題だった。そんな背景もあった。

彼女はさっそく、南米本願寺の仏教学院や真宗教学研究所に通った。主任教授はリカルド・マリオ・ゴンザレス、サンパウロ総合大学宗教学部教授であった。仏教が生老病死の苦悩を超えていく道であることを知り、さまざな研修会にも参加した。一九九五年には初めて来日し、東本願寺で得度し、僧侶になった。

行動的な彼女は、筆者の日本での活動に共鳴して、自分の勤める病院内に「死そして生を考える研究会」を作り、他のスタッフと死について学習した。そして、まず癌の告知の問題から取り組み、カウンセリング活動を始めた。

彼女のカウンセリング日誌を覗いてみたら、事例の一つに次のようなケースが記されていた。

来談者Mさん、四十三歳女性、見習い看護婦、学校を出ていないので夜間学校に通っている。子供二人（二十歳男子、十八歳女子）、四十五歳の夫が胃癌。告知はしていない。子供は「僕に期待しないでほしい」というので頼れない。彼女は夜間学校も仕事もやめたいという。

ハセガワ「あなたが学校をやめてご主人の病気はよくなりますか。ご主人はあなたが勉強することを願っているでしょう。」

M「夫は癌であることを知りません。私が学校をやめて家にいれば癌であることが夫にわかるでしょう。そうかといって学校に行っても仕事が手につきません。」

ハセガワ「私たちには、思いどおりにならないことがある。ご主人の死は思いどおりにはなりません。あなたが今考えているのは、頭の中でご主人が死んだらと思って、取り越し苦労をしているのではないですか。」

M「彼が死ぬということは恐ろしいです。悩みます。私が願っていることは彼よりも先に死ぬことです。実は私は毎日それを神にお祈りしています。」

ハセガワ「あたは、今の家族を、あるいはあなたが女性であることを、さらに、生まれたことを自分で決めましたか。」

M「いいえ。」

ハセガワ「あなたは、ほかの何か大きな力が、あなたの願いをかなえてくれることを願っているでしょう。けれども実際何か大きな力はあなたに何かしましたか。いくら願ってもだめだったでしょう。」

M「いつもハセガワさんが言っているように、ありのままの自然に身を任せたときにホッとします。深い信仰をもって生きねばならないことがわかりました。」

Mさんの手は震えていた。

ハセガワ「あなたの手をかしてください。」

手を握って力づける言葉を言った。Mさんは、落ち着いて、

M「どうもありがとう。」

一ヵ月後、報告にきた。夫には癌を告知し、夫はそれを受け入れたという。そして、手術を受けていい状態になった。そして彼女は、学校は今休んでいるとのこと。

総括／Mさんは、死を恐れていたのか。いや、それよりも、夫が死ぬことによって苦しむことがいやだったようだ。孤独を恐れていたのである。夫の死ではなくて、それによって失うことへの恐れと不安であった。彼女はその状況を受け入れた。学校も、仕事もやめず、夫の術後の面倒も看た。彼女を勇気づけることができた。

ミヤコ・ハセガワさん

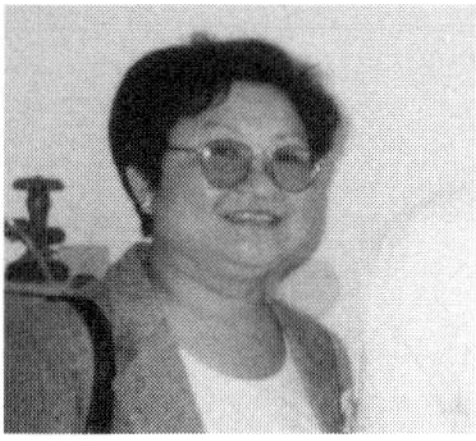

地球の裏側でも、生と死は大きな課題となっており、仏教哲学に裏づけられたビハーラは大きな関心をよび、確実に人々の支えになっている。

こころの手足をいただいて

―あきらめ切れぬ自分を善知識として―

中村《なかむら》久子《ひさこ》さん
（念仏者）

一九三七（昭和十二）年四月十七日午後二時、東京の日比谷公会堂は、ヘレン・ケラー女史の歓迎会で満堂であった。彼女の奇跡の声による熱弁に誰しもが心打たれ、障害をもった人たちは、大いに勇気づけられた。

その時、『ヘレン・ケラー全集』（三省堂）翻訳監修者の岩橋武夫氏に伴われて、一人の和服姿の女性が壇上に上がった。その女性は羽織りの両袖を垂らし、ぎこちない歩き方だが、必死に歩き、女史に近づいた。岩橋武夫氏は英語でその女性を紹介した。それを、秘書のトムソン女史が手話で彼女に伝えた。

目の見えないケラー女史はその女性に近づいてキスをした。そして、そおっと両手で彼女の両肩から下へなでおろした時、ハッと顔の動きが変わった。袖の中に手がないことを知ったのである。そして、こんどは手を下半身にもっていった。突然その手の動きが止まった。両足が義足とわかったのである。ケラー女史は彼女を抱えて、長い間キスをした。両眼からは熱い涙があふれ出していた。一方の女性も頬を涙にぬらして、女史の肩に顔をうずめた。

二千人を越える聴衆は一瞬だれ一人として声を出す者もなかった。しばらくして、あちこちからすすり泣きの声がした。次の瞬間、ケラー女史の手にはおせじにもきれいとはいえない、みすぼらしい人形が抱きかかえられていた。その人形は、口に含んだ針で縫われたもので、その女性が作ったものであったという。

この女性こそ、中村久子さんである。この出会いを『こころの手足』(春秋社)で語っている。

彼女は一八九七(明治三十)年、高山に生まれたが、三歳の時、凍傷がもとで突発性脱《だっ》疽《そ》となり、両手、両足を失った。七歳の時、父は死亡。食べていけない母は、子づれで再婚、苦難の日々を送る。やがて母は出稼ぎに行き、祖母の実家に帰る。厳しいしつけを受け、裁縫を覚える。やがて生活のため興行界に入り、〝だるま娘〟で全国行脚《あんぎゃ》。結婚、出産と身体の障害を超え、逞《たくま》しく生きた。

彼女の支えとなったものは何か。愛知県碧南の西端での蓮如上人法要の興行中に真宗専門学校（現・同朋大学）教員で無我愛運動を提唱していた伊藤証信《いとうしょうしん》師のあさ子夫人に出会った。それを機に伊藤師に傾倒し、無我の生き方と愛の実践を志す。この出会いが、〝心の灯〟を求める直接のきっかけだった。

「私は手が無い上に、人生の雑草の中に育ち、見世物小屋の中で結核にかかり、主人が二人も亡くなり、いろいろ不幸な境遇に苦悩しました。が、その中に在っても、拝んだり、祈ったりする信仰には絶対に入りませんでした。」

と、彼女は祖母に教えられた明確な宗教観をもっていた。そして、書家の福永鷲邦師から、大須賀秀道師の『歎異抄真髄』（法藏館）を紹介され、そして、

「与えられた境遇より外に如何《いかん》とも出来ぬ私なのでした。（略）自己をはっきりと見せて下さった。そして自分の行くべき道を、法の光りもて照らして下さった親鸞、爾来《じらい》、私の崇拝の的は人間親鸞様であります。」

と述べている。

祈ってもどうにもならないことを知った彼女は、その厳しい現実を引き受けていく勇気の与えられる宗教こそ、真実の宗教と知ったのである。親鸞に引かれ、その探求心はどんどん深まり、東本願寺の高山別院や近くの寺院へ法話を聞きに行った。

「真実の親鸞様の教えがもっと聞かせてほしい、聞かせて下さる先生はないかしら――
と善知識《ぜんちしき》（師）を求めました。」

そして、その頃、

手はなくも　足はなくとも　み仏の　そでにくるまる　身は安きかな

という歌を詠《よ》んでいる。

「何としても〝生かされている〟かぎり人間は生きて行かねばなりません。生きて行く上には真実の道があるはずと思いましたが、お説教ではあきたらず今度は仏書をあさり読みました。」

また、

もえさかる　この煩悩を　いかにせむ　ただみ仏の　み手のまにまに

と苦悩の跡を歌う。

「手足の無い自分をすなおに、ハイ、そうですか、とあきらめ切れる

中村久子さん

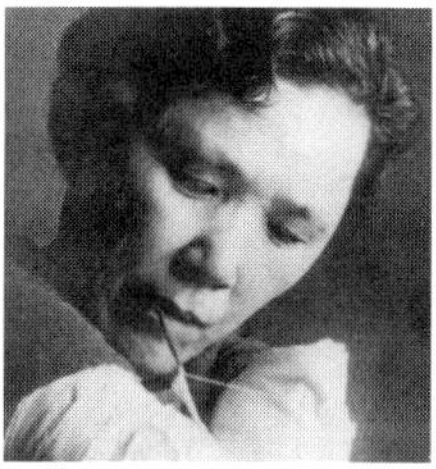

ものか切れないものか、まずおえらい方々から手足を切って体験を味わって頂いたら。（略）六十年を手足無くして過ごした私ですが、決してあきらめ切っているのではございません。あきらめ切れぬ自分の宿業《しゅくごう》の深さを、慈光《じこう》に照らして頂き、お念仏によってどうにもならぬ〝自分〟をみせて頂くのみなのです。」

結局彼女は、

「（私の）ほんとうの善知識は、先生たちではなく、それは私の体、『手足が無いことが善知識』だったのです。」

と。そして、そのことを先生たちを通して聞かせていただきました、と言い、一九六八（昭和四十三）年、七十二歳の生涯を終えた。

ごおんうれしや　死なずに浄土へ

——口をついて出る法悦の歌——

浅原《あさはら》才市《さいち》さん
（妙好人）

水上勉さんの伝記紀行文に『才市』（講談社）というのがある。石見《いわみ》（島根県）の宗教詩人・浅原才市の生涯を自分の足でたどった短編である。水上勉さんは、その序で述べるように、仏教を世界に紹介した鈴木大拙の名著『日本的霊性』（大東出版社）によって才市を知ったという。

真宗では、在家の信者で信心（信仰）を獲得した人を「妙好人《みょうこうにん》」という。泥の中からまっ白な華を咲かせる白蓮華を妙好華《みょうこうげ》というが、それになぞらえて、俗にあって仏法に目覚めた清らかな人をそういう。鈴木大拙《すずきだいせつ》は、讃岐《さぬき》の庄松《しょうまつ》、田原《たわら》のお園《その》、因幡《いなば》の源左《げんざ》など一文《いちもん》不知《ふち》の在俗の信仰者の深い宗教的境地に注目した。とくに彼の『妙好人』（大谷出版社）や『浄土系思想論』（法藏館）には、宗教体験の具体的事例として、随所に才市の詩が引用されている。

浅原才市は、一八五〇（嘉永三）年、石見の小浜（現・島根県温泉津《ゆのつ》町）に生まれた。舟大工として年季奉公をした後、四十歳すぎから下駄《げた》職人になった。後に「おやのゆいごんなむあみだぶつ」というように、世捨て人のように無欲に生きた父、要四郎の影響で近在の真宗寺院へ熱心に仏法を聞きに行った。

三十三歳で帰敬式《ききょうしき》を受け、釈秀素《しゅうそ》という法名を授かっている。四十五歳の時、その父を亡くし、ようやくその父の生き方がわかり、聴聞《ちょうもん》に身がはいった。肌で聞いた真宗の教えをそのまま、身を通して受け止め、口をついて出るその「口あい（法悦《ほうえつ》の歌）」をカンナ屑《くず》に書き留め、それをあとで雑記帳にまとめた。おびただしい数の宗教詩は、その多くが戦禍に会い、消失、散逸してしまったが、残りは妙好人研究家・楠恭氏らの手によって整理され、出版されている。

浄土真宗では、自己を深く見つめ（機《き》の深信《じんしん》という）、それを照らす仏のはたらき（法《ほう》の深信《じんしん》）を仰ぐ教えである。これを「二種深信」とよんでいる。才市は機の深信、つまり自己を慚愧《ざんき》したありさまを、さいち（才市）や、あさましい。
あさましいのが、ちらちらみゑる、みゑる。
あさまし、じやけん（邪見）もの。
あさまし、あさまし、
なむあみだぶつ、なむあみだぶつ。

あさまし、あさまし。
もうねん（妄念）ぼんのを（煩悩）が、
またでた、
またでた。

などと詠《うた》っている。

あさまし（ざんぎ）とよろこび（くわんぎ）わ、
どうちも（どちらも）ひとつ、
なむあみだぶつ。

あさましのざんぎねんぶつ、
くわんぎねんぶつ、
なむあみだぶつ。

うれし、
くわんぎもざんぎも、ひとつ、
わたしやあなたにされて、よろこぶ、
なむあみだぶつ。

「よい、よい、さいちよい、
うたがい（疑い）、くやみ（悔み）を、とうて（取って）もろたかへ。」
「へ、ざんぎ、くわんぎに、してもろて、
なむのざんぎに、あみだのくわんぎ、
これが六字のなむあみだぶつ。」

中国浄土教の高僧、善導《ぜんどう》（六一三～六八一）の「仏《ぶつ》の六字《ろくじ》を称《しょう》せば、即《すなわ》ち嘆仏《たんぶつ》するなり、即ち懺悔《さんげ》するなり」をそのまま、聞き学問の才市が身の体験を通して詩にしている。

ぐちが、出た出た、またでた、でたよ。
なむあみだぶと、つろをて（同伴して）、でたよ。
機法一体、これがこと。
よこめふらずに、これをたのしむ。
ごをんうれしや、なむあみだぶつ。

懺悔とは、機の深信、つまり闇の自覚である。嘆仏とは法の深信、つまり光の自覚である。光が輝くから闇が自覚でき、闇があるから光がいよいよ自覚できるのである。それが機《き》法《ほう》一体《いったい》という大乗《だいじょう》仏教の根本思想である。

晩年のことであるが、温泉津に来た日本画家、若林春暁に自分の頭に鬼の角が出ている肖像画を描いてもらっている。そして、身体は数珠をかけて合掌して正座している姿である。まさに機法一体の画といえよう。

こころも、じやけん、み（身）もじやけん。

つの（角）をはやすが、これが、わたくし。
あさまし、あさましや。
なむあみだぶつ、なむあみだぶつ。

また、この自己否定と法の出遇いによって、我が砕かれ、自然法爾《じねんほうに》の法に乗托《じょうたく》し、死の問題を超えている。したがって、法悦《ほうえつ》状態の才市に死に対する深刻な苦悩は見当たらない。

わたしや、しやわせ、し（死）なずに、まいる。
い（生）きさせて参る上をど（浄土）が、
なむあみだぶつ。

りん十（臨終）まつことなし、
いまがりん十、
なむあみだぶつ。

死の問題を、臨終まで放っておくのではない、「今」の問題として受け止めているのである。今、そのことを考えたとき、いつ死んでも不思議でない私が生きていることの尊さ、ありがたさがわかってくる。また、明日ありともわからないいのちを生きていることの実感から虚《むな》しさが消え、生が充実して来る。さらに、今、思いどおりにならない生死を見つめることによって、自然法爾の「無限のいのち」に出遇い、自己を超えた大きなはたらきの中、つまり、阿弥陀《あみだ》の中に生かされていることに目覚められる。

しかし、その「今」は時間、空間の一点の今ではない、死の瞬間までいつも今である。永遠に「今」である。それを、才市はさらに、

さいち（才市）は臨終すんで、
葬式すんで、
なんまんだぶつとこの世にはいる。
さいちは阿弥陀なり、
阿弥陀はさいちなり。

という。阿弥陀に生かされていることの歓喜を「ごをんうれしや……」と詠《よ》んでいるのである。

大悲《だいひ》のをや（親）わふしぎなをやで、
目にも見ゑの（ぬ）に、こゑ（声）でし（知）れるよ。
なむあみだぶでをやがしれるよ。

一九三二（昭和七）年、才市は、八十三歳の生涯を終えた。しかし、念仏とともに生きた彼はそれ以前にとっくに死んでいたし、また、生きてもいた。

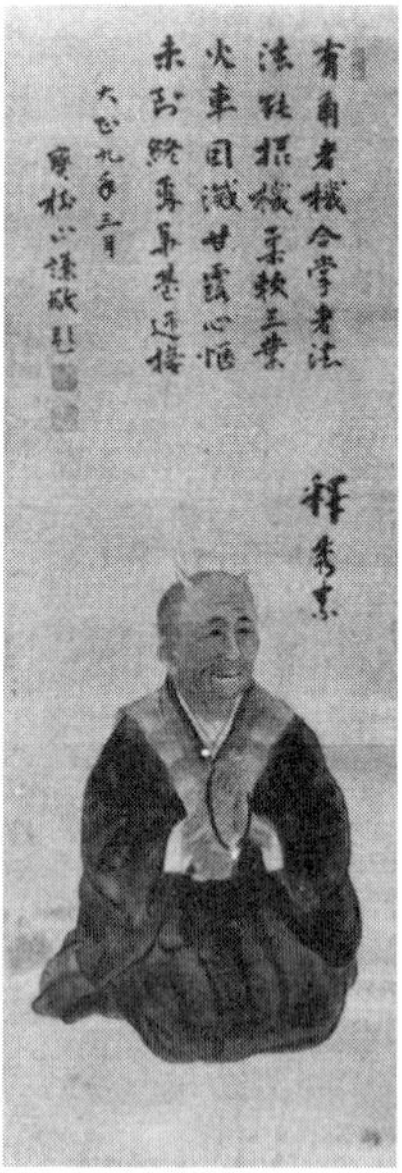

浅原才市 像
若林春暁 画

――魂つかむ節談説教――

生死の情念　磨かれた話芸

祖父江《そぶえ》省念《しょうねん》師
（僧侶）

俳優の小沢昭一さんは節談《ふしだん》説教使、祖父江省念師を評して「師のお説教は、まず人間生活の機微をうかがって聴衆を笑わせます。あの毒舌感覚は当代の人気者――タモリ、たけしレベルのナウさであります。しかし、そのお説教の比喩《ひゆ》因縁話が佳境に入るにつれ、人々は目頭を押さえます。寛美（藤山）、久弥（森繁）のお芝居のクライマックスに優るとも劣りません。そして、最後に満堂の群参は祖父江師に手を合わせ、ナンマンダブツを唱えつづけます」と綴る。節談とは、言葉に節をつけ、洗練された声と話芸、さらにゼスチャーによって、感覚に訴える情念を重んじる説教である。

師は、一九〇八（明治四十一）年九月十八日、岐阜県安八郡大藪町四郷（現・輪之内町）

に九人兄弟の七番目として生まれた。小学三年の時に、養老町の真宗大谷派浄雲寺に小僧として入った。十三歳で得度《とくど》を受け、一九二三（大正十二）年、十五歳でに単身北海道に渡った。北海道教務所の書記としての仕事をするかたわら夜間中学を出て、さらに大谷派の夏期学校に学んだ。

そして、師の自伝（『節談説教七十年』晩聲社）によれば、旭川別院に勤めた師は、ここで人生を方向づけるいくつかの出来事に遭遇した。

別院の檀家で飲食店と男性相手の商売を兼ねている店の主人が信仰心が篤《あつ》く、毎月お参りに行っていた。主人の言いつけで店の女性たちもいつも仏壇の前にお参りをしていた。その中の一人の女性から半生の苦労話を聞かされ、身の上相談を受けた。だが、しばらくして、その女性は首吊り自殺をしてしまった。師はその女性に応《こた》えられなかったことを悔やんで、僧侶としての自分を恥じた。またある時、雪の降る中、たこ部屋の葬儀に呼ばれ、板間に丸太棒のように転がっている死体を見て、いのちの虚《むな》しさを感じた。そして、生きる意味さえわからなくなったという。生死を超える道であるはずの仏教の教えを学ばず、ただ形だけの僧で生業《なりわい》を立てる自分を責めた。

師はただちにそこを辞め、故郷へ帰った。そして、自ら信じ、学び、それを説いて、他に救う道を示す説教使になることを目指した。浄雲寺の住職と相談の上、三重県久居の浄

祖父江省念 師

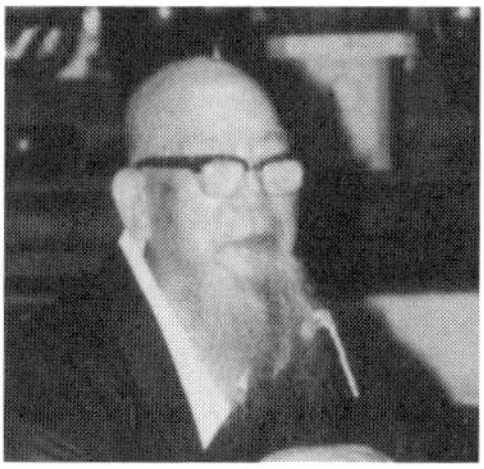

福寺の当代きっての説教使、古池秀賢師の門下に入った。さっそく「一日しゃべっても枯れない声にせよ」と言われ、岐阜の養老の滝で声の訓練をした。滝の音に負けない声でお経を読んだ。三日で声はつぶれ、そのうち喉から血が出た。それでも続けたら、四十日目に、何日しゃべっても決して枯れない声になったという。

関山和夫の『説教の歴史』（岩波書店）によれば、当時、東海地方には、名だたる説教使がたくさんいて、それぞれが多くの社中をもっていた。当時は、お寺だけでなく、説教所というものがあり、そこでもお説教があった。名古屋の大須の梅本説教所はその中でも超一流で、隣の文長座の寄席の客を奪うほどであったという。名古屋には東別院もあり、ほかにも、豊本説教所、志摩説教所、五本松説教所、筒井町説教所、車道説教所などたくさんあり、高名な説教使が毎日、高座に上っていたという。当時は説教所が文化娯楽の一つの中心でもあり、社交、恋愛の場でもあった。

説教から落語などの芸能が生まれたが、説教は芸能ではない。説教使には、身体《からだ》で体験した信仰があり、仏法との出遇いがある。もし、そうでないなら、聞く人の心を打つことはないし、必ず見透かされてしまう。

やがて、師も説教使として独立し、一九三七（昭和十二）年には名古屋市北区に有隣寺を建立した。その後、戦争体験のあと、一九四六年、二男一女の中の一人娘が中耳炎から脳膜炎を患った。亡くなる三日前からは舌がもつれて何もしゃべれなかった。その前日、苦しんでいる四歳の娘に、「早く治らなければいかんよ」と言ったら、「私ね、ののさまのところへいくんだわ」と言われて、唖然《あぜん》としたという。このことを師は、

「これは、仏さまが、私どもの迷いの目を覚まさせようというお慈悲《じひ》から、無常迅速《むじょうじんそく》の世のありさまを見せつけられたのだと思うものの、その当座は、悲しくて悲しくてたまりませんでした。」

と自伝に記す。だが、人生のこうした苦難に突き当たって初めて教えに出遇えるものである。

その頃、師はあるお寺に説教に行った。するとそこも十五歳の娘を亡くしたということであった。師が「悲しいことでしょう」と慰めを言うと、そこの奥さんに、

「私はそうは思わないのです。私は十五年間、この子にどれだけ慰められたかしれません。生まれたとき、笑うようになったとき、這《は》ったとき、学校に入ったとき——そういう一つひとつがみんな楽しみであり、喜びでした。十五年間にどれだけ生きがいを与えてくれたことか。生ある者は必ず死に至る、老少不定のありさまをまざまざと見せつけ、私の

目を覚まさせて、逝《い》ったのです。この娘は私の娘ではない。仏さまのお使いだと私はただただ感謝しています。」

と言われ、この言葉にはただただ頭が下がり、救われたと記している。師といえども、生涯、生死を超える道を求める学びの繰り返しであったという。

高座に上って話芸としての一面をもつ節談は、戦後、講演、座談形式の法話に変わるなかで、伝承者が少なくなった。尾張系の特異な表出の節談と、あの発声、それに、いのちをかけた求道精神を具現した祖父江流も一九九六（平成八）年一月、八十七歳の師の大往生をもって終焉《しゅうえん》を告げた。

獄中の暗闇で聖典読む

―自己否定して無限に出遇う―

林《はやし》　霊法《れいほう》　師
（僧　侶）

二十四年前、私は京都の学校を出て、現在の大学に勤めたため名古屋に住むことになった。その頃、知り合いの先生から、名古屋市天白区にある女子高と女子短大の非常勤講師を頼まれた。その学校は林霊法師の創立によるものであった。わずかな期間ではあったが、なぜか親しみを感じた。師は当時、すでに学長ではなく、京都の知恩寺《ちおんじ》の法主《ほっす》に就いておられたが、時折、学校へ来られた。そこで、何度かお会いすることがあった。高齢であったが、長身の体を丸め、話かけてくださる姿の中に、気骨と信念を感じた。そして、そこには、常人には見られない不思議な穏やかさがあった。

師は、一九〇六（明治三十九）年、名古屋の浄土宗の寺院に生まれ、八歳の時、僧籍に

入った。師は講演録（『私の人生観――信仰と人生――』百華苑）で、

「高等学校時代（旧制）に近代の合理主義や、人本主義の教育の中に育って遂《つい》に無神論に陥ち、長い間の懐疑と苦悩の結果、人生に生きることの意味を見失ってしまいました。」

と自身を振り返る。当時、師には経典は神話に等しく、仏とか浄土などがどうしても信じられなかった。

「少年の日に与えられた宗教の信仰の対象ははかない偶像と化し、もろくも科学的な考え方によって破壊されていきました。」

と言う。

「その破壊のあとに、それならば何か自分の心の支えとなるものがあったかと言いますと、全く灰色のニヒリズム（虚無）のおそろしい世界でした。」

と苦悶《くもん》の日々を語っている。師は、それをようやくトルストイの『人生論』『宗教論』などの宗教的ヒューマニズムで克服した。それを土台にして、カントの理想主義の哲学に入っていった。失われた人生に何か理想とか価値といった心の灯《ひ》を求め、やがて東京大学に入って西洋哲学を専攻した。だが、

「大学時代にようやく宗教的なものを取りもどしたが、そこにまっていたものは今日の宗教界の無気力な死んだすがたでありました。」

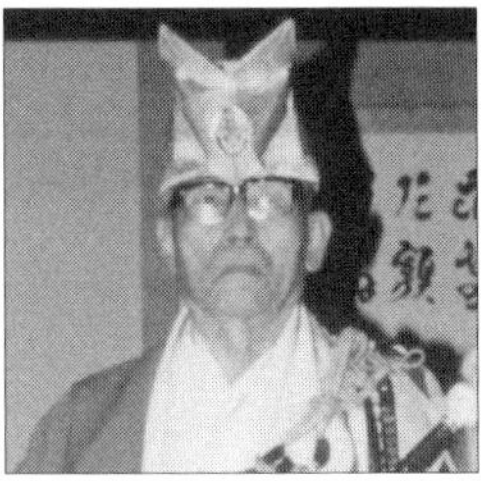
林　霊法師
© 大本山百萬遍知恩寺

と言い、真実宗教の復興運動に没頭していったのである。

一九三〇（昭和五）年、大学を卒業した師は、いったん名古屋に帰ったが再び上京して、妹尾義郎《せのおぎろう》の率いる新興仏教青年同盟に参加した。これには、全国の青年僧侶、マルキシズムにあきたらない青年や婦人、地方議会の議員、教員ら二千人が参加して、一九三一年、本郷の帝国大学仏青会館で結成された。その三綱領は、仏教統一による世界平和の実現、現在の仏教の革新、資本主義社会の改造であった。今でもいささか過激に思えるが、ましていわんや、当時は日本全体がファシズムの嵐の中にあり、治安維持法の歪曲《わいきょく》された適用を受け、委員長の妹尾義郎はもちろん、続いて委員長になった師も拘禁《こうきん》の身となった。

三畳一間の板間に六人が留置され、一年余り自由のない生活をした。この間、両親を失い、悲泣絶望のどん底に落とされ、信仰の未熟さを実感した。師は父の最期の言葉から、この経験を逆縁と受け止めたのである。そのことを、

「私のようなうぬぼれのつよい人間は、人生のこうした悲局につきあたって、始めて本当に自分のありのままの姿にはっきり気づくのです。（略）いわゆる限界状況におかれることが必要です。（略）獄中へでもほりこまれてこいとワイルドは言っていますが……。」

と言い、師は文字どおり獄中で、さらに両親を失った精神的打撃と検察当局との厳しい理論闘争で限界状況に遭遇したのである。

そうした暗い中にあって、獄中へ『聖典』を持ち込み『無量寿経《むりょうじゅきょう》』の四十八願を毎日読んで、心の平安を求めて必死の努力をした。しかし、もがけばもがくほど絶望の淵《ふち》を這《は》い回り、奈落《ならく》の底へ落ちて行く不安でいっぱいであった。

このような中で師は次のような心的体験をしたという。

「不思議なことに、こうして、私というものが何一つこれこそ私のものだとして誇りうる何物もなくなってしまったところに、実は大きな力というものがすでに私の身や心を抱きとめていたのです。（略）何かあたたかい命として私の身心に徹透《てっとう》してうけとられてくるのでありました。」

限界状況の中で、自己否定を通して無限に出遇った体験である。

「この体験の内容から始めて、五劫思惟《ごこうしゆい》とか兆載永劫《ちょうさいようごう》の修行とかいうものが、（略）すでに生きた事実として用意されてあることが、文句なしにうけとられてくるのであります。」と言う。大いなるものに出遇い、大いなるものに生かされていたと知ったのである。それが師の〝常人には見られない不思議な穏やかさ〟の所以《ゆえん》だったのかもしれない。

我らはいかに死に安住すべきか

——死を直視し、肉体の死を超える——

暁烏《あけがらす》　敏《はや》　師
（僧　侶）

最近、暁烏敏師についての評伝もしくは伝記小説があいついで刊行された。一つは、暁烏敏全集刊行会に携わっていた松田章一氏の『暁烏敏——世とともに世を超えん』（北國新聞社）、もう一つは出版社勤務の小説家石和鷹《いさわたか》氏の『地獄は一定すみかぞかし——小説暁烏敏』（新潮社）である。とりわけ後者は著者自身の病を通していのちを問いかける迫力あるものである。いずれも、人の生と性のモラルを問うものである。

暁烏敏師は一八七七（明治十）年、石川県出城村北安田に生まれた。真宗大学を出て、一九〇〇年、清澤満之《きよざわまんし》の浩々洞《こうこうどう》の設立に加わった。一九一一年、名著『歎異抄講話』（無我山房）を著す。明達寺住職に就いたが、共鳴する全国の念仏者の請いにより、盛んに講演に回り、熱烈な「暁烏信者」を生む。途中、視力を失うが、一九五一（昭和二十六）年、財政難に苦しむ大谷派の議会に推されて宗務総長に就任。盲目の念仏総長と評され、一年でその任務を成就。そして、既成教団の信仰再生運動の先鞭《せんべん》となった同朋《どうぼう》生活運動を始めた。

師の影響を受けた人には、宮沢政次郎・賢治親子、柳宗悦、棟方志功、高浜虚子、山村暮鳥、亀井勝一郎など著名人も多い。また、全国各地に「暁烏会」が作られ、多くの人が師の言葉に自らの心の解放とやすらぎを求めた。

師は魂の解放を叫び、自由奔放に生きた。『歎異抄《たんにしょう》』に涙するとともに、性のスキャンダルも多く、宗教新聞『中外日報』に暴露されることも多かった。しかし、それらを真っ正面から受け止め、逆に「我、かくして凋落《ちょうらく》す」と『更生の前後』（一九二〇年刊、護法館）に赤裸々に告白するという生き方をした。

清澤満之の門下にあった師はその影響もあり、死に関する思索も多い。一九〇四（明治三十七）年、二十八歳にして『死の問題』（『暁烏敏全集』第十一巻、暁烏敏全集刊行会）と題する一書を著している。そこでは、「親鸞夢に死の迫れるを感得し、こゝに生死《しょうじ》解脱《げだつ》の道を求め、法然《ほうねん》聖人の教へによりて

暁烏　敏 師

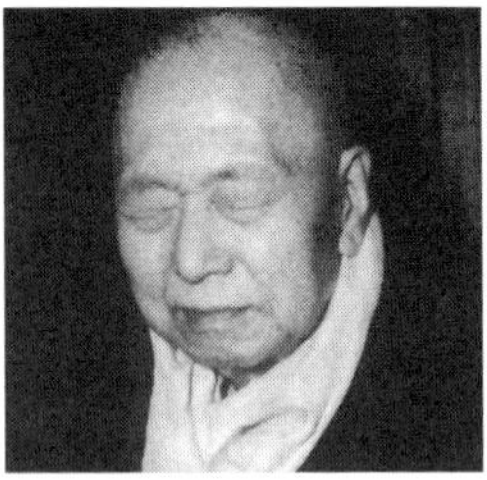
©法蔵館『真宗人名辞典』

常住の楽地を信じて安住せり。真宗かくの如くにして興《おこ》れり。

あゝ我等はいかに死を見、死に安住すべきか。」

と、問いを発し、

「如何《いか》なる人と雖《いえど》も、恐れざるなきは死にあらずや、如何なる人も免れ難きは死にあらずや。故にこの死の問題に就いて思念をめぐらすは、我等人類の最大の仕事にして、最重の義務ならずんばあらず。」

とさえ記す。さらに、

「死の問題は人を清むるものなり。死の問題は人を高むるものなり。されば我等は邪念の萠す中より常に死の問題を思考すべきなり。」

と、その純粋性を見出し、また、

「我死の問題を思考し来たる時、自力の計画総《す》べて捨てられ、あらぬ欲望と愛着は忽《たちま》ち泡と消え、ひたすらに自己のはかなさとかよわさとに心奪はれ、仰いで大慈《だいじ》の御親《みおや》にすがるの外に途なきなり。」

と、その無力性を語る。さらに、

「されば我等が現在一念の如来他力《にょらいたりき》の救済には未来の救済法自から来たるなり。死の問題に対する救済を感得する時にあらゆる生の問題の解決の基礎を得たるなり。」

と、その根本性を指摘する。

この課題は、歳とともに深まり、一九五二年、七十六歳の折に講じ、臨終の年に刊行した『絶対他力の大道（講話）』（『全集』第八巻）には、満之の「生《せい》のみが我等にあらず。死も亦《また》我等なり」について、

「他力といふとわしの外にあるやうであるが、わしがをるといふことが、他力の活動である。（略）我々がこゝへ来るといふことが生まれる、それから去るといふことは死ぬ。我々がこゝへ生まれるのも絶対の働きなら、こゝから死んでいくといふことも絶対の働き。死生といふものは、わしの力でどうもならん。（略）宇宙の働きの上に、生かされてをる、死なしめられていく。」

と、絶対無限《ぜったいむげん》の妙用《みょうゆう》としての他力を述べ、

「宇宙がわれに生を命ずるときは、生きてをればよい。死を命ずるときは、静かに死ねばよい。そこに何のあわても、ふためきもない。生を楽しみ、死を楽しむ。」

と、釈する。

また、一九三一年講述の『正信偈講話《しょうしんげ》』（『全集』第八巻）には、

「死んでも死なんのだと、死に対する恐れが肉体を超えた永遠の命の世界に入る、これ

が『帰命無量寿如来《きみょうむりょうじゅにょらい》』である。自分の命を、肉体のある間だといふやうに考へてをる時は、肉体の死は非常な恐れである。その恐れの中から教へにふれると、肉体の始まる以前から以後へと流れてをる永遠なるもの、即ち無量寿に眼が開かれて肉体の死を超えた喜びを得るのである。」

と、説いている。

現に、一九五四（昭和二十九）年、七十八歳で臨終を迎えた師について、秘書の野本永久は「病状日記」に、「この辛《つら》さの中にどうしてかうもお念仏が出るのか。ただもう口の動く限り、お念仏ばかりである」と記している。

「無我の愛」に生きる

――生死を課題にして慈悲を感得――

伊藤証信《いとうしょうしん》師

（社会運動家）

マルクス経済学者として名を馳《は》せた河上肇《かわかみはじめ》が、歩むべき道を求めて悶々《もんもん》としている日々に、次のような手紙を書いている。

「年来の希望として居つたのは、何か人生の進歩に貢献をしたいといふので、自分の学問の方面からして『善を為《な》し易《やす》く悪を為し難し』といふ様な社会組織を工夫して見たいと思ふて居りました。併《しか》し、御救によつて、社会組織の工夫などという事は、極々ツマラヌ事で、人生の平和幸福といふものは、そんな廻り遠い事をせんでも、只《ただ》『無我愛』これ一つの実行で、即時に成就できるもの丶様に思はれます。さすれば経済学の研究など、実はツマラヌ事で、寧《むし》ろ全力を挙げて、『無我愛』の伝道に尽した方がよい様に思はれて来たのです。（略）

河上肇

明治三八年一二月八日

伊藤証信様」

（『無我の愛』第十四号）

これは、河上肇が学習院の教鞭《きょうべん》を辞して「無我苑《むがえん》」入苑を請うた手紙である。「無我苑」とは、実践哲学者、伊藤証信師の創唱した「無我愛」運動の道場である。この頃、他に師の門を叩いたり、それに共鳴した人に、大逆事件で刑死させられた内山愚堂、社会主義活動家の幸徳秋水、堺利彦、文学者の綱島梁川らがいる。では、この伊藤証信とは、いったいどんな人物か。

ところで、現在、愛知県碧南市の田園地帯に茶席や研修施設を備えたいく棟かの和風建築ある。そして、小さな道路を隔てて反対側には、芝生に囲まれたコンクリート造りの異次元風の建造物がある。瞑想《めいそう》体験つまり「哲学する」施設であるという。一九九二（平成四）年にオープンした碧南市哲学たいけん村「無我苑」である。名誉村長を哲学者の梅原猛氏が務める。同時にここは、伊藤師の記念館にもなっている。

「無我苑」は、真宗大学研究科在学中の伊藤師によって、一九〇五（明治三十八）年、東京巣鴨大日堂内に端を発した。雑誌『無我の愛』の刊行により、清澤満之の浩々洞、近角常観の求道舎、井上円了の哲学館などとともに明治新仏教運動の一つの流れを成した。四人はいずれも真宗大谷派の僧侶であったが、目指す方向が清澤満之は教団人に、近角常観は科学者に、井上円了は哲学者に、そして、伊藤証信は平民社系の社会主義者に向いていた。

伊藤証信師は、俗名を清九郎といい、一八七六（明治九）年に、三重県員弁郡久米村坂井（現桑名市）の篤信《とくしん》な家庭に生を享《う》けた。母方の手次《てつぎ》ぎ寺の円授寺、父方の手次ぎ寺である還流寺で仏教の手ほどきを受け、得度《とくど》した。その後、真宗大谷派の美濃教校に学び、真宗大学（現・大谷大学）に入学した。卒業後も研究科に進み、大学の東京移転に伴い、上京した。

間もなく、郷里から父、清五郎が病気で倒れたとの報を受け、トルストイの『我懺悔《わがざんげ》』と『我宗教』だけを懐にして帰郷した。五ヵ月間、病院と自宅で父を介抱した。師は生死を課題にして、トルストイを繰り返して読むうちに、

「其無抵抗主義其純利他主義が、漸次《ぜんじ》に深く余の胸裡《きょうり》に浸み渡つてきた。（略）今や杜翁《トルストイ》の説によつて、一道の曙光《しょっこう》を前途に望むことが出来るやうな心地がして来た。」

（「余が信仰の経過」）

と、述べている。そして、

「夜床に就きつゝ、例によつて我を如何《いかん》せんの問題を考察し、最後に、左也、我死生は一に只《ただ》自然人類の掌中にあり、名と不名と功と不功と、是れ我責任にあらずして、全く他の支配に存す。われは只出来得る限り、我天職を勤めて、目前の自然を愛せんのみと云ふに至るや、全身忽《たちま》ち電気に打たれたやうにグタリと成りて戦慄《せんりつ》を催ほして来る。甘い涙が泉の如く湧く、二十九年の間の我慢が溶けて流れるやうに思はれる。感謝の念仏が口を衝《つ》いて出る。人が有り難い、天地自然が有り難い、空気が有り難い、蒲団が有り難い、之《これ》が如来だ、之が神だ、今日迄如来の愛の懐ろに居ながら知らずに居たことの勿体《もったい》なや……。」（「同上」）

と無我の体験と如来の愛（慈悲《じひ》）の感得を記している。生死を超えた。以後その伝道に尽くす。

師は真宗大学で学生有志と金曜会という学習会を作って、やがてそれを無我愛座談会とした。

この頃、下宿の同居人、山田文昭（後の大谷大学教授）が卒業して帰郷したため、居を巣鴨にある無住の大日堂に移し、真宗大谷派の僧籍を返上して、そこを「無我苑」と名づけたのである。

『無我の愛』創刊号で師は、無我愛について、

「夫《そ》れ、宇宙の本性は無我の愛也。宇宙を組織せる一切の個体は、其《その》本性に於て、無我愛の活動也。即《すなわ》ち、一個体が、自己の運命を、全く、他の愛に任せ、而《しか》も、同時に、全力を奮つて、他を愛する、之《これ》を無我愛の活動といふ。」

と述べている。

師はしばしば「精神革命」とか「真革命」という言葉を使っている。それは、

「自然に逆って自己を大にせんとするの我執なくんば、老病死は、最早や老病死として吾人《ごじん》を苦しむる能《あた》はざる。」

（『無我の愛』第八号）

との意である。このように、トルストイと親鸞によって生死を超えている。

伊藤証信 師

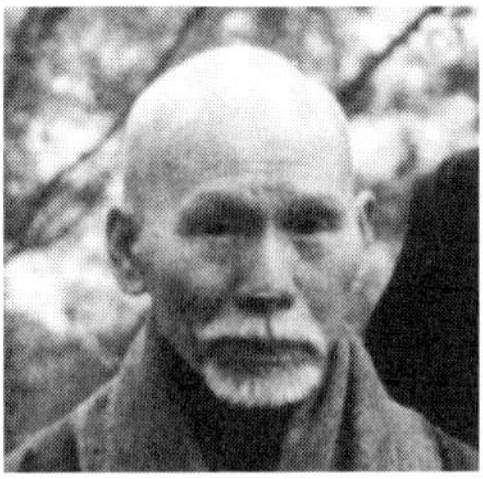

©碧南市哲学たいけん村

晩年は同志であった愛知県安城市本楽寺の安藤現慶らの招きで西端（現・碧南市）に住み、真宗専門学校（現・同朋大学）などで哲学を講じた。一九六三（昭和三十八）年、八十七歳で死亡。

平塚らいてうは「柔軟な魂の自由宗教者伊藤信証先生とあさ子夫人を永遠に記念する」と墨書して贈り、その死を悼んだ。

生死巌頭に立つ

―生のみが我等にあらず―

清澤満之《きよざわまんし》師
（僧侶）

「私は、私の死生の大事をこの如来《にょらい》に寄托《きたく》して、少しも不安や不平を感ずることがない」（『我が信念』）といって、わずか四十一歳で死を超えていった先人がいる。名古屋の生んだ明治の宗教家、清澤満之師である。

師は、内村鑑三《うちむらかんぞう》とともに明治期の宗教界を二分した一方の旗手であった。師の短い生涯は、三十歳すぎに発病した結核のために、痰壺《たんつぼ》に血を吐きつつの死に直面した生涯であった。文字どおり「生死巌頭《しょうじがんとう》」に立っていた。

師は、一八六三（文久三）年、名古屋市黒門町の武士の家庭に生まれて、東本願寺の奨学生として東京大学文学部哲学科を出た。卒業とともに、東本願寺に委託されていた京都府尋常中学の校長となり、そのかたわら一八九三（明治三十一）年にはシカゴで開かれた万国宗教学会で英訳の『宗教哲学骸骨《がいこつ》』を発表し、一躍世界の注目を浴びた。だが、その頃から結核が発病し、死の思索を深める。

一方、その頃、真宗大谷派の宗門改革運動に没頭したが、それに頓挫《とんざ》した後、東京に私塾「浩々洞《こうこうどう》」を開き、雑誌『精神界』を発刊。精神主義を唱え青年たちの熱い心をとらえた。そこから輩出したのが後に活躍する暁烏敏《あけがらすはや》、曽我量深《そがりょうじん》、金子大栄《かねこだいえい》などであった。そして、一九〇一年、東京巣鴨に開いた真宗大学（大谷大学の前身）の初代学監となるも、翌年、入寺先の大浜（愛知県碧南市）の西方寺に戻った。長男、妻、三男をあいついで結核で失ったあと、一九〇三年、絶筆『我が信念』を脱稿した直後に命終した。

このすさまじい生涯において、師の日記を見れば、そのほとんどが死についての深い思索の日々であった。

師は、結核が次第にひどくなる中で一八九四年、三十一歳、『保養雑記』に、

「抑々《そもそも》宗教なるもの吾人《ごじん》にありて最重要たらんか」

と問い、

「而して宗教の定義数ありと雖《いえど》も、其《そ》の最も簡適なるものは、宗教は死生の問題に就《つ》い

て安心立命せしむるもの也」

と宗教を見ている。そして、自らの死の不安からの解放が宗教にしかないことを実感したのである。そのころ師は『見聞随載録』に「死は生の母なり」という言葉を記している。死の思索を通してのみ、生の意味が見えてくるということである。

一八九九（明治三十七）年の『有限無限録』には、

「死生を均《ひと》しくするの人は、現在に苦を感ぜざるべし。其《そ》の未《いま》だ苦を脱せざるは、未だ死生を均しく了《おわ》らざるが為《ため》なり。」

と述べている。その立場を師は後に、『絶対他力の大道』で、

「生《せい》のみが我等にあらず、死も亦《また》我等なり。我等は生死《しょうじ》を並有《へいゆう》するものなり」

と述べている。生はプラス、死はマイナスとの価値観で死を厭うべきではない。生も死も同じである。その価値観を離れ、やがて訪れる死を誕生と同じように考えて、受け入れたいと。そうして、死の不安を除こうとしているのである。

その頃、師は友人の教育者、沢柳政太郎の下宿で、ローマの哲学書『エピクテタスの語録』に出会っている。そして、如意《にょい》と不如意《ふにょい》の論理を学ぶ。日記にはそのことについて、

「如意なるものと不如意なるものあり。如意なるものは、意見、動作及び欣厭《ごんえん》なり。不

如意なるものは、疾病、死亡、貧困なり。己の所作に属するものと、しからざるものとなり。如意なるものに対して、吾人《ごじん》は自由なり。不如意なるものに対しては、吾人は微弱なり、奴隷なり、他の掌中にあるなり。この区分を誤想するとき、苦悩を免るることあたはず」（一部略）

と記している。本来、生死は不如意である。その不如意なるものを、如意と誤想するところに苦悩が生じるのである。いのちを所有化し、自分の手で長くもでき、短くもでき、上手に死ぬこともできると思えば思うほど苦しまねばならない。生も死も思いを超えたものだったのである。

自然《じねん》、つまりあるがままに身を委《ゆだ》ねたとき、最も落ち着ける。われわれの思いを超えた「絶対無限の妙用《みょうゆう》」に生かされ、支えられていたのである。

その境地を師は「落在者《らくざいしゃ》」と名づけ、親鸞の「自然法爾《じねんほうに》」にオーバーラップさせている。そして、生も死も一切の出来事を、

「絶対無限の吾人《ごじん》に賦与せるものを楽しまんかな」（『臘扇記』）

と受け止め、「大安楽と大平穏を得て」、四十一歳の生涯を終えた。

清澤満之 師

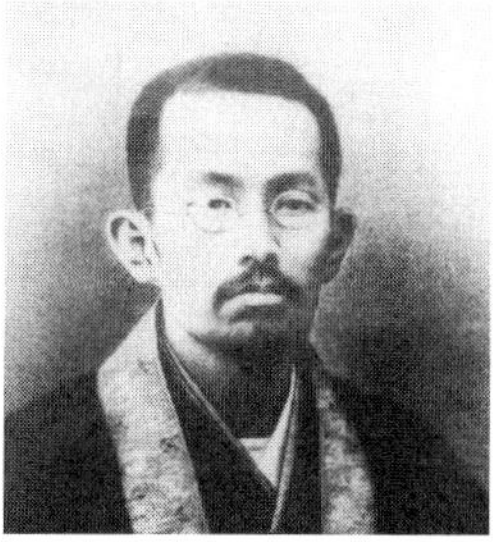

© 西方寺

あとがき

閉じこもってきた仏教をなんとか開放したいとの思いで、同朋大学田代研究室からビハーラ運動を発信して二十年近くが過ぎた。その間、たくさんの「いのちに悩む人」「いのちを学ぶ人」「いのちを支える人」に出遇ってきた。それらの人は、すべて私にとっては諸仏、つまり、先立って目覚めた先達である。その諸仏のネットワークが「死そして生を考える研究会」(ビハーラ研究会)であった。そこに寄せられたメッセージの一人ひとりのことばには重いものがある。いわずにおれなかったことばであろう。その多くの方が、その悲しみをご縁に仏教を学んでおられる。そして、その悲しみを超えていかれた。

「ビハーラ往生」という特別な往生があるのではない。ビハーラ活動の中でご縁を得て念仏によって救われていくだけのことである。生死の救いとは、癌が治り、死なない体になることではない。癌も死も、「これでよし」と、それを引き受けていける身に自身が転ぜられていくことである。つまり、癌は癌のままで、死にゆく身は死にゆく身のままで、助かっていくことである。こちらの思いや価値観がひっくりかえるとそのままで救われるのである。それが本当の往生であり、本書はそういう往生伝である。

本書の中には、そういう諸仏のメッセージがたくさん詰まっている。往生とは「こころは浄土に遊ぶ」ものであり、決して死者のみを意味するものではない。本書に紹介した方は、生きて念仏生活をしている人もあれば、すでに諸仏になっておられる方もいる。前《さき》に生まれた人は後《のち》を導き、後《のち》に生まれた人は前《さき》を訪《とぶら》い、連続して生死を超えていくのである。それが、仏道の歴史である。

大学に勤めながら、仏教を学び、医療や福祉にかかわっている。さらに十年前より住職として自坊の法務や教化活動もしている。多忙な毎日で何一つ十分にはできないが、「悩む人と向き合う　新たな仏教を」と自らに目標を掲げ、悩める人の大往生を願っている。

なお、本書は新聞に連載したり、放送メディアで述べたものを集めて編集した。一部重複があることをお許しいただきたい。

また本文中に引用文と写真の掲載をお許しくださった方、ご遺族の方に心より御礼申し上げる。

末筆ながら、法藏館編集長上別府茂氏、編集してくださった花月亜子さん（花月編集工房）に深々の謝意を表す。

二〇〇五年八月二十八日

田代　俊孝

初出一覧

Ⅰ　悲しみからのメッセージ

「生と死を考える――ラジオ深夜便――」ＮＨＫラジオ　２００３／６／10・６／17・12／28放送

「悲しみからのメッセージ――死に学ぶ生の意味――」『在家仏教』２００４年４月号

「悲しみネットワーク――いのちを支えるビハーラ運動の現場から――」同朋大学『講座いのちの教育Ⅳ』２００３／３／30発行

「未だ生を知らず――いのちの教育の試み――」ＮＨＫ教育ＴＶ「こころの時代」１９９０／４／20・４／26放送

Ⅱ　ビハーラ往生伝――生死を生きる念仏者たち――

『中日新聞』朝刊「ともしび」のページ連載

心の居場所発見［佐々木妙子さん］１９９７／３／30付（生死を生きる４）

他力に目覚め、本願の終バスに［阿部幸子さん］１９９７／３／９付（生死を生きる１）

この地獄をなんとかして［向坊弘道さん］１９９８／12／13付（生死を生きる③）

雑草までがいとおしい［清水重子さん］１９９５／11／19付（生死を生きる❸）

腫瘍がなければ本願も無用だった［柿本謙誠さん］１９９８／12／６付（生死を生きる②）

がんは私の宝です［鈴木章子さん］１９９４／７／24（生死を超える5）
「おかげさま」に目覚める［毛利孝一さん］１９９４／７／10付（生死を超える3）
素直に　自然のままに［平野恵子さん］１９９４／６／26付（生死を超える2）
ガン告知を受け如来の慈悲仰ぐ［竹下昭寿さん］１９９７／５／11付（生死を生きる7）
肉体は衰えるが心の眼がひらく［榎本栄一さん］１９９８／11／29付（生死を生きる①）
自分が変わればいいのだ［高橋啓子さん］１９９４／６／19付（生死を超える1）
喜ぶべきことを喜ばずして［花田正夫師］１９９５／11／12付（生死を生きる❷）
ハンセン病の死生学［小笠原登さん］１９９８／12／20付（生死を生きる④）
生死の中に仏あれば生死なし［イッサン・ドロシー師］１９９５／11／２付（生死を生きる❹）
ブラジルのビハーラ運動［ミヤコ・ハセガワさん］１９９７／５／18付（生死を生きる8）
こころの手足をいただいて［中村久子さん］１９９７／３／23付（生死を生きる3）
ごおんうれしや　死なずに浄土へ［浅原才市さん］１９９７／５／25付（生死を生きる9）
生死の情念　磨かれた話芸［祖父江省念師］１９９７／６／８付（生死を生きる10）
獄中の暗闇で聖典読む［林　霊法師］１９９７／３／16付（生死を生きる2）
我らはいかに死に安住すべきか［暁烏　敏師］１９９８／12／27付（生死を生きる5）
「無我の愛」に生きる［伊藤証信師］１９９７／４／27付（生死を生きる6）
生死巌頭に立つ［清澤満之師］１９９５／10／29付（生死を生きる❶）

死そして生を考える研究会
（ビハーラ研究会）

1988年7月、宗教学者、医師、看護師、福祉関係者、癌の患者やその家族などの呼びかけで発会。

さまざまな角度から死を見つめ、学際的に問い、死に応えうる生に出遇っていくことを目標とする。さらにまた、仏教の立場からのホスピスであるビハーラの理論と方法を研究し、その啓発、実践活動を行う。

これまでに、名古屋東別院「老いと病のための心の相談室」の設置・運営の協力、「ビハーラ医療団」の結成、『市民のためのビハーラ』シリーズ（全五巻）などの刊行、各種シンポジウム・講演会などの開催、全国各地のビハーラの会の結成と連携活動などの事業を行ってきた。

事務局を名古屋市の同朋大学田代研究室におく。

死そして生を考える研究会 事務局
〒453-8540　名古屋市中村区稲葉地町7-1
同朋大学　田代研究室
TEL. 052-411-1426（ダイヤルイン）
FAX. 052-411-0333
E-mail : tashiro@doho.ac.jp
URL http://www.doho.ac.jp/~univ/

田代俊孝（たしろ　しゅんこう）

1952年滋賀県に生まれる。

大谷大学大学院博士後期課程満期退学。博士（文学）。

同朋大学助教授、カリフォルニア州立大学客員研究員、同朋大学教授を経て、現在、同朋大学大学院文学研究科長、同教授、「死そして生を考える研究会」（ビハーラ研究会）代表、名古屋大学医学部倫理委員、同非常勤講師、大谷大学非常勤講師、三重県行順寺住職。

編著書に『広い世界を求めて―登校拒否の心をひらいた歎異抄』（毎日新聞社）、『悲しみからの仏教入門』［正・続］（法藏館）、『御文に学ぶ―真宗入門』（同）、『市民のためのビハーラ』シリーズ（同朋舎）、『講座いのちの教育』（法藏館）、『仏教とビハーラ運動―死生学入門』（同）、『親鸞の生と死―デス・エデュケーションの立場から』（同）など。

ビハーラ往生のすすめ
――悲しみからのメッセージ

二〇〇五年九月一〇日　初版第一刷発行

著　者　田代俊孝
発行者　西村七兵衛
発行所　株式会社　法藏館
京都市下京区正面通烏丸東入
郵便番号　六〇〇―八一五三
電話　〇七五―三四三―〇〇三〇（編集）
〇七五―三四三―五六五六（営業）

印刷・製本　亜細亜印刷株式会社

ISBN4-8318-2409-7　C0015